기본간호술
체크리스트

강 지 숙 저

계축문화사

머 리 말

지식과 정보를 기반으로 급변하는 현대사회에서 간호대상자는 간호요구가 매우 역동적이며 다양하여 오늘날 간호사는 대상자의 간호요구에 부응하기 위해 전문적인 지식과 기술을 더욱 필요로 하게 되었다.

기본간호학은 간호학을 전공하는 학생들이 처음으로 접하게 되는 전공과목으로 교과목특성상 내용을 한번 이수하는 것으로 끝나는 것이 아니라 교과목 내용자체를 간호사가 된 이후에도 간호현장에서 간호사로서 가장 많이 활용하게 된다. 특히 기본간호학 실습은 처음 간호술기를 배우는 학생이 근거를 가지고 얼마나 올바르게 간호행위를 수행할 수 있는가를 결정짓는 중요한 간호교육이다. 따라서 각 간호행위에 대한 이론적 근거와 수행단계의 구성은 논리적이고 체계적이어야 한다.

이 책은 지금까지 출판된 기본간호학 실습서와 한국간호평가원에서 제시한 핵심기본간호술기를 정리하여 환경관리, 활력징후측정, 열·냉요법, 감염관리, 개인위생간호, 안위간호, 활동과 이동 간호, 산소화 간호, 상처간호, 투약간호, 영양간호, 배설간호, 검사간호, 응급간호로 구성하였고, 이와 관련된 기본간호술기를 체계적인 절차에 따라 습득하도록 하였으며, 각 단계는 학생 스스로가 이론적 근거를 서술하고 평가하는 것으로 구성하여 근거중심 간호의 기초를 다질 수 있도록 하였다. 또한 기본간호학 실습 전 실습목적과 준비물 확인을 하도록 하였고, 실습 후에는 실습후기를 작성하도록 하여 실습수행에 대한 전반적인 사항 점검과 비판적 사고를 가능하게 하였다. 마지막으로 각 간호술기별로 관련된 간호학 기초 지식을 서술하게 하여 간호행위에 필요한 광범위한 지식을 통합할 수 있도록 하였다.

이 책이 간호학생들에게 이론적 원칙에 근거한 체계적이고 정확한 간호술기 습득에 도움이 되길 바라며 이 책의 출판을 위해 애쓰신 계축문화사 주영일 사장님과 편집부 임직원 여러분들께 진심으로 감사드린다.

2013년 3월

강 지 숙

차 례

제5장 개인위생 간호

제6장 안위간호 : 체위

제7장 활동과 이동 간호

제8장 산소화 간호

제9장 상처간호

제10장 투약간호

제 1 장

환경관리

빈 침상 만들기
Unoccupied bed making

20　년　　월　　일　　조________ 학번______________이름______________

목　적 :

준비물 : □ 베갯잇　□ 홑이불 2장　□ 방수포(rubber sheet)　□ 반홑이불(draw sheet)
□ 담요(blanket) □ 침대보(spread sheet) □ 목욕담요　□ 세탁물주머니
□ 일회용 장갑(필요시)　□ 기타(　　　　　)

순서	수　행	이론적 근거	평가		
			0	1	2
1	손을 씻는다.				
2	필요한 물품을 순서대로 준비하여 침상위 탁자나 의자위에 놓는다. (베갯잇 → 침대보 → 담요 → 윗홑이불 → 반홑이불 → 방수포 → 밑홑이불)				
3	대상자에게 절차와 필요성을 설명한다.				
4	대상자가 침대 밖으로 나올 수 있는지 사정하고 이동을 돕는다.				
5	침상 높이를 간호사가 일하기 좋은 위치로 조절하고 침구를 머리쪽에서 돌아가며 차례로 느슨하게 풀어놓는다.				
6	필요시 일회용 장갑을 착용한 후, 사용했던 베갯잇을 벗기고, 베개는 깨끗한 장소에 둔다.				
7	다시 사용할 담요나 침대보는 접어서 벗긴 후 깨끗한 장소에 두고, 더러운 린넨은 침대보 안쪽으로 말아서 옷에 닿지 않게 잡고 세탁물주머니에 넣는다.				

순서	수 행	이론적 근거	평가		
			0	1	2
8	필요시 매트리스를 뒤집어 머리쪽으로 끌어올려 침대 중앙에 배치한다.				
9	밑홑이불은 솔기가 매트리스쪽으로 향하도록 하면서 중심선을 침대의 중심선에 맞추어 편다. 이 때 밑홑이불 끝이 침상끝과 일치하도록 한 후 머리부분을 여유있게 남긴다.				
10	머리쪽 윗부분을 침요밑으로 넣고 사각봉투접기를 한다. 매트리스 발치부분로 밑홑이불을 집어넣는다.				
11	방수포는 중앙선을 맞추어 대상자의 등에서 대퇴부 중간까지 오도록 펼치고, 그 위에 방수포가 덮이도록 반홑이불을 편다.				
12	방수포와 반홑이불이 늘어진 부분은 팽팽히 잡아당겨 한꺼번에 침요밑으로 잘 접어 넣는다.				
13	반대편의 밑홑이불과 방수포, 반홑이불을 정리한다.				
14	윗홑이불의 솔기가 겉으로 나오게 하여 중앙선을 맞춘 후 침대 상단과 일치하도록 한다.				
15	담요는 중앙선에 맞추어 편다. 이때 담요는 윗홑이불보다 15~20cm 정도 아래에 펼친다.				
16	윗홑이불 담요 침대보를 수직주름이나 수평주름으로 접어 발치 toe pleat를 만든다.				
17	침상발치에서 윗침구를 한꺼번에 사각봉투접기를 하고 밑자락만 침요밑으로 넣는다.				
18	침대보의 머리부분은 담요밑으로 집어넣고, 윗홑이불을 담요에 맞추어 침대보위로 접어 커프를 만든다.				
19	침대보는 윗홑이불보다 약간 길게 중앙선에 맞추어 담요 위에 펴고 발치부분은 윗침구처럼 마무리한다.				
20	반대쪽 윗침구를 정리한다.				

순서	수 행	이론적 근거	평가		
			0	1	2
21	대상자가 침대로 들어가는 것을 돕고 주위를 정돈한다.				
22	물품을 정리하고 손을 씻는다.				
지식	① 물품 챙기는 순서(밑에서부터 차례로)를 기술하시오. ② Foot board, Rubber sheet의 사용목적은 무엇인가?				
태도	복장 : □P □F 실습자세 : □P □F 정보제공 : □P □F				

0 : 전혀 모름 1 : 공부가 더 필요함 2 : 완전히 알고 수행할 수 있음

실습후기

사용 중 침상 만들기

Occupied bed making

20 년 월 일 조________ 학번________________이름________________

목 적 :

준비물 : □ 교환하고자 하는 홑이불 □ 교환하고자 하는 베갯잇 □ 교환하고자 하는 침대보 □ 목욕담요 □ 세탁물주머니 □ 일회용 장갑(필요시) □ 기타( )

순서	수 행	이론적 근거	평가		
			0	1	2
1	손을 씻는다.				
2	필요한 물품을 준비하여 의자위나 침대 옆 테이블에 놓는다.				
3	대상자에게 절차와 필요성, 협조할 사항을 설명한다.				
4	린넨이 오염되었으면 일회용 장갑을 착용하고 커튼이나 스크린을 친다.				
5	간호사 가까이 있는 침상난간만 내리고 윗침구를 걷어 내기 쉽게 풀어 놓는다.				
6	침대보와 담요를 걷는다(세탁물 바구니에 넣거나 잘 접어서 의자위에 걸쳐놓는다).				
7	목욕담요를 윗홑이불위에 펼치고, 목욕담요를 대상자의 어깨밑에 넣거나 대상자에게 목욕담요 위 끝을 잡게 하고 윗홑이불 끝을 잡아 발치쪽으로 당긴다.				

순서	수 행	이론적 근거	평가		
			0	1	2
8	윗홑이불을 세탁물바구니에 넣거나, 밑홑이불로 사용하는 경우 접어서 의자위에 걸쳐 놓는다.				
9	대상자를 간호사 반대쪽에 측위로 돌아누워 침상난간을 잡게 하고 침대의 중앙선이 보이게 한 뒤 사용 중인 홑이불을 순서대로 말아서 대상자밑으로 집어 넣는다.				
10	새 밑홑이불, 방수포, 반홑이불을 순서대로 중앙선에 맞추어 펴고 반을 대상자 밑에 접어 넣고, 간호사쪽 홑이불들을 침요밑으로 집어 넣는다.				
11	대상자를 새 홑이불을 깐 쪽으로 돌려 눕힌 후 침상난간을 올리고 반대편으로 간다.				
12	반대쪽의 침상난간을 내리고 더러워진 홑이불을 말아서 세탁물 주머니에 넣는다.				
13	새 밑홑이불, 방수포, 반홑이불을 팽팽히 잡아당겨서 침요밑으로 넣고 침상머리와 발치쪽을 사각봉투접기한다.				
14	베개를 침대중심으로 옮기고 대상자를 침대 중앙에 바로 눕힌다.				
15	중앙선에 맞춰 윗홑이불을 펴서 대상자의 어깨밑에 넣거나 대상자에게 윗홑이불 상단을 잡게 하고 목욕담요를 덮을 때와 같은 방법으로 목욕담요를 치운다.				
16	빈 침상 만들 때와 같은 방법으로 담요와 침대보를 차례로 펴고, 발치쪽 윗침구를 느슨하고 여유있게 덮어 윗침구를 완성한다.				
17	베갯잇이 더러우면 새 것으로 교환한다.				
18	침상난간을 올리고 침상높이를 낮추고 자동조절장치나 콜벨, 의자 등을 제자리에 정돈하고 대상자가 편안하고 안전하게 해준다.				
19	물품을 정리하고 손을 씻는다.				

순서	수 행	이론적 근거	평가		
			0	1	2
20	간호사가 사정한 특별한 대상자의 반응과 요구를 기록한다.				
지식	① 침상을 만들 때 욕창을 예방하기 위한 간호중재는 무엇인가? ② 침상 만들기 하는 동안 침대난간을 올려놓는 이유는 무엇인가?				
태도	복장 : □P □F 실습자세 : □P □F 정보제공 : □P □F				

0 : 전혀 모름 1 : 공부가 더 필요함 2 : 완전히 알고 수행할 수 있음

실습후기

수술 후 침상 만들기

Post-operative bed making

20　　년　　　월　　　일　　　조________ 학번______________ 이름______________

목　적 :

준비물 : □ 빈 침상 만들기 준비물 □ 여분의 방수포 □ 여분의 반홑이불 □ 휴지 또는 거즈 □ 곡반 □ Ⅳ걸대 □ 설압자 □ 가습기 □ 활력징후 측정 기구 □ 산소요법 기구 □ 흡인기 □ 기타(　　　　　)

순서	수　행	이론적 근거	평가		
			0	1	2
1	손을 씻는다.				
2	필요한 물품을 준비하여 의자 위나 침대 옆 테이블에 놓는다.				
3	빈 침상 만들기와 같이 윗침구를 걷어 놓는다.				
4	빈 침상 만들기에서 처럼 밑침구를 만든다.				
5	침상머리 쪽에 방수포와 반홑이불을 펴고 늘어진 부분은 매트리스 밑으로 넣는다.				
6	윗홑이불, 담요, 침대보를 방법대로 펴서 윗침구를 만든다. 이때 늘어진 윗침구를 매트리스 밑으로 접어넣거나, 모서리접기, 주름 등을 만들지 않는다.				
7	대상자가 타고 있는 운반차가 들어올 방향의 윗침구 두 모서리를 접어 중앙에서 만나도록 삼각모양으로 접는다.				
8	침상의 삼각모서리를 길이 방향, 부채 모양으로 포개어 대상자가 들어가기 쉽도록한다.				
9	베갯잇이 더러우면 새 것으로 교환하고 침대머리쪽에 세워 붙여 놓는다.				

순서	수 행	이론적 근거	평가		
			0	1	2
10	수술 후 간호에 필요한 휴지, 거즈, 곡반, 거즈를 말은 설압자 등은 침상옆 탁자에 놓고, 정맥주사 걸대, 가습기, 특별히 요구되는 흡인기나 산소를 적절히 준비한다.				
11	병실에 들어 오거나 들 것이 접근할 수 있는 공간을 만들기 위해 기구나 물품을 정돈한다.				
지식	① 수술 후 대상자에게 베개를 대어주지 않는 이유는 무엇인가?				
태도	복장 : □P □F 실습자세 : □P □F 정보제공 : □P □F				

0 : 전혀 모름 1 : 공부가 더 필요함 2 : 완전히 알고 수행할 수 있음

실습후기

보호대 적용
Restraints applying

20　　년　　월　　일　　조________ 학번______________ 이름______________

목　적 :

준비물 : □ 적절한 보호대 □ 패드 □ 기타(　　　　　　)

순서	수　행	이론적 근거	평가		
			0	1	2
1	보호대 필요여부를 사정하고 병원의 정책, 보호대 종류, 목적, 기간에 대한 의사의 지시를 확인한다.				
2	손을 씻고 필요한 물품을 준비한다.				
3	대상자와 가족에게 무엇을 할 계획인지, 절차, 필요성, 협조할 사항을 설명하고 일시적인 것임을 알려준다.				
4	프라이버시를 보호하며 적절한 체위를 취해준다.				
5	뼈돌출부위나 피부에 패드를 대어준 후, 준비한 보호대를 적용한다.				
6	**벨트보호대** : 대상자와 벨트 사이에 손가락 하나정도 여유를 두어 대상자의 복부나 가슴부위가 너무 조이지 않도록 적용한다.				
	조끼보호대 : 환의 위에 조끼를 착용하고 앞이나 뒤에서 품을 넉넉하게 묶는다.				
	장갑 보호대 : 손을 장갑속에 넣고, 장갑의 끝부분은 손목위에 있어야 한다.				
	8자 보호대(clove-hitch 보호대) : 대상자의 팔이나 다리에 붕대나 끈을 8자 모양으로 적용하여 손가락 두 개가 들어갈 여유를 둔다.				

순서	수 행	이론적 근거	평가		
			0	1	2
7	보호대를 침상난간이 아닌 침대 철근 구조물에 묶는다. 대상자가 의자에 앉아 있을 때는 조끼 보호대의 끝을 팔받침 아래에 넣고 의자뒤에서 묶는다.				
8	적절한 매듭을 사용한다.				
9	보호대 종류, 적용시간, 적용부위 상태, 대상자 반응을 기록한다.				
10	매 2시간마다 풀어 주어 순환상태를 사정하고, 피부간호 및 관절범위 운동을 시행한다.				
지식	① 보호대 사용 시 관찰해야 하는 혈액순환 장애 증상은 무엇인가? ② 보호대 사용 지침을 쓰시오.				
태도	복장 : □P □F 실습자세 : □P □F 정보제공 : □P □F				

0 : 전혀 모름 1 : 공부가 더 필요함 2 : 완전히 알고 수행할 수 있음

실습후기

Mummy 보호대 적용

Mummy Restraints applying

20　　년　　　월　　　일　　　조________ 학번_______________이름________________

목　적 :

준비물 : □ 담요나 시트 □ 기타(　　　　　　)

순서	수　행	이론적 근거	평가		
			0	1	2
1	손을 씻는다.				
2	필요한 물품을 준비한다.				
3	대각선의 길이가 영아 신장의 2배 정도 되는 담요나 시트를 마련한다.				
4	한쪽 모서리를 접고 그 위에 목 부위가 적당히 나오도록 앙와위로 눕힌다.				
5	오른쪽 모서리로 오른쪽 팔이 포함되도록 영아의 몸을 감싸서 등 뒤로 넣는다. 이때 오른쪽 팔은 해부학적 체위를 유지하고 왼팔은 싸지 않는다.				
6	아래쪽 모서리를 아기쪽으로 접어 올린다.				
7	영아의 왼쪽팔을 포함하여 왼쪽 모서리로 아기를 감싼다.				
8	필요한 절차가 끝날 때 까지 보호대를 유지한다.				
9	보호대의 형태, 적용시간, 적용 신체부위, 발생한 문제 등을 기록한다.				

순서	수 행	이론적 근거	평가		
			0	1	2
지식	① Mummy 억제대를 적용하는 대상자의 연령은 무엇인가? ② Mummy 억제대를 적용하는 경우를 나열하시오.				
태도	복장 : □P □F 실습자세 : □P □F 정보제공 : □P □F				

0 : 전혀 모름 1 : 공부가 더 필요함 2 : 완전히 알고 수행할 수 있음

실습후기

제 2 장

활력 징후 측정

구강체온(수은체온계)
Oral temperature(Mercury thermometers)

20 년 월 일 조________ 학번______________이름______________

목 적 :

준비물 : □ 체온계(구강용 수은체온계) □ 소독솜 □ 시계 □ 기타( )

순서	수 행	이론적 근거	평가		
			0	1	2
1	손을 씻는다.				
2	필요한 물품을 준비한다.				
3	대상자의 이름, 등록번호 등을 개방형으로 질문하여 대상자를 확인하고, 입원팔찌와 대조하여 대상자를 확인한다.				
4	구강으로 체온을 측정할 것을 알린다.				
5	음식물섭취, 흡연여부를 확인한다.				
6	체온계 수은구의 반대편 끝을 잡고 수은구를 소독솜으로 닦고 건조시킨다.				
7	체온계의 눈금을 확인한다. (35℃ 이상이면 35℃ 이하가 되도록 체온계를 턴다.)				
8	대상자의 혀밑 설소대(frenulum)의 양측 움푹 들어간 곳에 체온계를 꽂고 입을 다물도록 한다.				
9	체온계를 깨물지 않도록 주의를 준다.				
10	3~5분이 경과한 후 체온계를 뺀다.				

순서	수 행	이론적 근거	평가		
			0	1	2
11	눈높이에서 눈금을 읽는다.				
12	체온계를 다시 35℃ 이하로 털고 소독솜으로 닦아서 보관한다.				
13	검정색볼펜으로 눈금중앙에 점을 찍고 ⊙라 표시하고 점사이를 직선으로 연결하는 것으로 기록지에 기록한다.				
지식	① 구강체온의 정상범위는? ② 구강체온 측정의 금기대상자는?				
태도	복장 : □P □F 실습자세 : □P □F 정보제공 : □P □F				

0 : 전혀 모름 1 : 공부가 더 필요함 2 : 완전히 알고 수행할 수 있음

실습후기

액와체온(수은체온계)
Axillary temperature(Mercury thermometers)

20　년　월　일　조__________ 학번__________ 이름__________

목　적 :

준비물 : □ 체온계(액와용 수은체온계) □ 소독솜 □ 시계 □ 기타(　　　　　　)

순서	수　행	이론적 근거	평가		
			0	1	2
1	손을 씻는다.				
2	필요한 물품을 준비한다.				
3	용기에서 수은 체온계를 꺼내어 소독솜으로 닦는다.				
4	수은 체온계의 눈금을 확인한다(35도 이하로)				
5	준비한 물품을 가지고 가서 대상자에게 간호사 자신을 소개한다.				
6	대상자의 이름, 등록번호 등을 개방형으로 질문하여 대상자를 확인하고, 입원팔찌와 대조하여 대상자를 확인한다.				
7	대상자에게 체온을 측정하는 이유 및 절차를 설명한다.				
8	손소독제로 손을 씻는다.				
9	대상자의 겨드랑이가 축축한지 확인한다(축축하면 타월로 닦아서 건조시킨다).				
10	체온계 수은주 끝을 겨드랑이 중앙에 삽입한다.				
11	수은 체온계를 꽂은 쪽 팔 반대편 팔 어깨를 잡게 한다.				
12	대상자에게 10분간 체온계를 꽂은 쪽 팔로 반대편 팔 어깨를 잡고 있어야 함을 설명한다.				

<table>
<tr><th rowspan="2">순서</th><th rowspan="2">수 행</th><th rowspan="2">이론적 근거</th><th colspan="3">평가</th></tr>
<tr><th>0</th><th>1</th><th>2</th></tr>
<tr><td>13</td><td>대상자의 맥박과 호흡을 측정해야 하는 경우에는 체온계를 삽입하고 기다리는 동안 대상자의 맥박과 호흡을 측정한다.</td><td></td><td></td><td></td><td></td></tr>
<tr><td>14</td><td>10분이 경과한 후 체온계를 뺀다. 휴지로 체온계를 닦고 눈높이에서 눈금을 읽는다.</td><td></td><td></td><td></td><td></td></tr>
<tr><td>15</td><td>체온계를 소독솜으로 닦고 체온계를 털어 눈금이 35도 이하가 되게 한다.</td><td></td><td></td><td></td><td></td></tr>
<tr><td>16</td><td>체온계를 용기에 넣는다.</td><td></td><td></td><td></td><td></td></tr>
<tr><td>17</td><td>검정색볼펜으로 눈금 중앙에 점을 찍고 ⓐ라 표시하고, 점 사이를 직선으로 연결하는 것으로 기록지에 기록한다.</td><td></td><td></td><td></td><td></td></tr>
<tr><td>지식</td><td colspan="5">① 액와체온의 정상범위는 무엇인가?

② 액와체온 측정의 금기 대상자는 누구인가?</td></tr>
<tr><td>태도</td><td colspan="5">복장 : □P □F　　실습자세 : □P □F　　정보제공 : □P □F</td></tr>
</table>

0 : 전혀 모름 1 : 공부가 더 필요함 2 : 완전히 알고 수행할 수 있음

실습후기

고막체온

Tympanic temperature

20 년 월 일 조________ 학번________________이름________________

목 적 :

준비물 : □ 체온계(고막체온계) □ 소독솜 □ 비닐캡 (탐침 커버) □ 기타 (   )

순서	수 행	이론적 근거	평가		
			0	1	2
1	손을 씻는다.				
2	필요한 물품을 준비한다.				
3	대상자의 이름, 등록번호 등을 개방형으로 질문하여 대상자를 확인하고, 입원팔찌와 대조하여 대상자를 확인한다.				
4	고막으로 체온을 측정할 것을 알린다.				
5	탐침부위에 비닐캡이 씌워서 있는지 확인한다.				
6	비닐캡을 소독솜으로 닦는다.				
7	작동버튼을 누른 후 "HOLD" 화면에서 10초가 경과되면서 "READY" 화면이 나타나는지 확인한다.				
8	탐침부위를 귀속에 삽입한 후 작동버튼을 누른다.				
9	3초(시계소리 6번)가 지나면 체온계를 뺀 후 화면에 나타난 체온을 읽는다.				
10	탐침 커버를 제거한다.				

<table>
<tr><th rowspan="2">순서</th><th rowspan="2">수 행</th><th rowspan="2">이론적 근거</th><th colspan="3">평가</th></tr>
<tr><th>0</th><th>1</th><th>2</th></tr>
<tr><td>11</td><td>검정색으로 눈금중앙에 점을 찍고 ⓣ라 표시하고 점사이를 직선으로 연결하는 것으로 기록지에 기록한다.</td><td></td><td></td><td></td><td></td></tr>
<tr><td>지식</td><td colspan="5">① 고막체온의 정상범위는 무엇인가?

② 고막체온 측정의 금기대상자는 누구인가?</td></tr>
<tr><td>태도</td><td colspan="5">복장 : □P □F　　실습자세 : □P □F　　정보제공 : □P □F</td></tr>
</table>

0 : 전혀 모름 1 : 공부가 더 필요함 2 : 완전히 알고 수행할 수 있음

실습후기

직장체온(수은체온계)
Rectal temperature(Mercury thermometers)

20 년 월 일 조________ 학번________________이름______________

목 적 :

준비물 : □ 체온계(직장용 수은체온계) □ 소독솜 □ 수용성 윤활제 □ 일회용 장갑 □ 휴지
□ 시계 □ 기타( )

순서	수 행	이론적 근거	평가		
			0	1	2
1	손을 씻는다.				
2	필요한 물품을 준비한다.				
3	대상자의 이름, 등록번호 등을 개방형으로 질문하여 대상자를 확인하고, 입원팔찌와 대조하여 대상자를 확인한다.				
4	항문으로 체온을 측정할 것을 알린다.				
5	일회용 장갑을 착용한다.				
6	체온계 수은구의 반대편끝을 잡고 수은구를 소독솜으로 닦는다.				
7	체온계의 눈금을 확인한다. (35℃ 이상이면 35℃ 이하가 되도록 체온계를 턴다.)				
8	수은구 끝부분(2~3cm)에 물이나 수용성 윤활제를 바른다.				
9	대상자를 측위, 복위, 심스(sim's)위를 취하게 하고 항문주위만 노출시킨 후 다른 곳은 적절히 덮어준다.				
10	위쪽 엉덩이를 밀어 올려 항문을 노출시킨다.				

순서	수 행	이론적 근거	평가		
			0	1	2
11	대상자에게 심호흡을 하도록 하고 항문으로 체온계를 대상자의 배꼽방향으로 삽입한다. (깊이-영아 : 1~1.5cm, 어린이 : 2.5cm, 성인 : 2.5~4cm)				
12	체온계끝을 잡고 2~3분이 경과한 후 체온계를 뺀다.				
13	소독솜으로 분비물을 닦고 눈높이에서 눈금을 읽는다.				
14	대상자의 항문주위를 닦아주고 편안하게 해준다.				
15	체온계를 다시 35℃ 이하로 털고 소독솜으로 닦은 후 흐르는 물에 헹궈 건조시켜 보관한다.				
16	검정색으로 눈금중앙에 점을 찍고 ⓡ이라 표시하고 점사이를 직선으로 연결하는 것으로 기록지에 기록한다.				
지식	① 직장체온의 정상범위는 무엇인가? ② 직장체온 측정의 금기대상자는 누구인가?				
태도	복장 : □P □F 실습자세 : □P □F 정보제공 : □P □F				

0 : 전혀 모름 1 : 공부가 더 필요함 2 : 완전히 알고 수행할 수 있음

실습후기

요골맥박

Radial pulse

20　　년　　　월　　　일　　　조________ 학번________________이름________________

목　적 :

준비물 : □ 초침시계 □ 기타 (　　　　　)

순서	수　행	이론적 근거	평가		
			0	1	2
1	손을 씻는다.				
2	필요한 물품을 준비한다.				
3	대상자의 이름, 등록번호 등을 개방형으로 질문하여 대상자를 확인하고, 입원팔찌와 대조하여 대상자를 확인한다.				
4	맥박을 측정할 것을 알린다.				
5	대상자가 앙와위나 좌위를 취하도록 한다. 앙와위에서는 대상자의 팔을 쭉펴거나 손목을 편채로 팔을 복부의 상부에 손목을 편채로 올려놓는다. 좌위에서는 팔꿈치를 90°로 구부려 탁자에 팔을 올려 놓도록 한다.				
6	요골동맥위에 2, 3, 4번째 손가락 끝을 대고 맥박을 확인한 후 살며시 누른다. 처음에는 맥박이 사라지도록 세게 누른 다음 압력을 제거하면 박동이 쉽게 촉지된다.				
7	[처음 입원시] 1분간 맥박수를 측정한다. [입원 중 규칙적임을 확인한 후] 30초 동안 맥박수를 측정한 후 2배를 한다.				
8	맥박을 측정한 후 동맥에 손을 그대로 댄 채로 대상자가 눈치채지 않게 호흡을 측정한다.				

<table>
<tr><th rowspan="2">순서</th><th rowspan="2">수 행</th><th rowspan="2">이론적 근거</th><th colspan="3">평가</th></tr>
<tr><th>0</th><th>1</th><th>2</th></tr>
<tr><td>9</td><td>빨간색 볼펜으로 눈금 중앙에 점을 찍고 점과 점 사이를 직선으로 연결하는 것으로 기록지에 기록한다.</td><td></td><td></td><td></td><td></td></tr>
<tr><td>지식</td><td colspan="5">① 맥박의 정상범위는 무엇인가?

② 요골맥박 측정시 사정할 내용은 무엇인가?</td></tr>
<tr><td>태도</td><td colspan="5">복장 : □P □F 실습자세 : □P □F 정보제공 : □P □F</td></tr>
</table>

0 : 전혀 모름 1 : 공부가 더 필요함 2 : 완전히 알고 수행할 수 있음

실습후기

심첨맥박
Apical pulse

20 년 월 일 조________ 학번______________ 이름______________

목 적 :

준비물 : □ 초침시계 □ 청진기 □ 소독솜 □ 기타 ( )

순서	수 행	이론적 근거	평가		
			0	1	2
1	손을 씻는다.				
2	필요한 물품을 준비한다.				
3	대상자의 이름, 등록번호 등을 개방형으로 질문하여 대상자를 확인하고, 입원팔찌와 대조하여 대상자를 확인한다.				
4	맥박을 측정할 것을 알린다(필요시 소독 솜으로 청진기의 귀꽂이부분과 판막부분을 닦는다).				
5	청진기의 판막부위를 손바닥으로 몇 초간 잡고 있도록 한다.				
6	앉거나 눕게하여 가슴을 노출시킨다.				
7	왼쪽 쇄골중심선의 5번째 늑골간 유두밑에 청진기를 댄다.				
8	제1심음(S1)과 제2심음(S2)의 소리(lub-dub)가 들리는지 확인한다. lub-dub의 소리를 한 번으로 센다.				
9	심박동률과 리듬의 양상을 사정하면서 1분간 측정한다.				
10	환의를 입히고 대상자를 편안하게 해준다.				
11	기록지에 기록한다.				

<table>
<tr><th rowspan="2">순서</th><th rowspan="2">수 행</th><th rowspan="2">이론적 근거</th><th colspan="3">평가</th></tr>
<tr><th>0</th><th>1</th><th>2</th></tr>
<tr><td>지식</td><td colspan="5">① 심첨맥박 측정이 필요한 경우는 어느 경우인가?

② 심첨맥박 측정시 사정할 내용은 무엇인가?</td></tr>
<tr><td>태도</td><td colspan="5">복장 : □P □F 실습자세 : □P □F 정보제공 : □P □F</td></tr>
</table>

0 : 전혀 모름 1 : 공부가 더 필요함 2 : 완전히 알고 수행할 수 있음

실습후기

호흡
Respiration

20　년　월　일　조________ 학번______________이름______________

목 적 :

준비물 : □ 초침시계 □ 기타 (　　　　)

순서	수 행	이론적 근거	평가		
			0	1	2
1	요골맥박을 측정한 후 손목을 계속 잡은 상태에서 대상자가 눈치채지 않게 호흡을 측정한다.				
2	[처음 입원시] 1분간 호흡수를 측정한다. [입원 중 규칙적임을 확인한 후] 30초 동안 호흡수를 측정한 후 2배를 한다. 이때, 영아 혹은 호흡이 불규칙한 경우에는 1분 동안 측정한다.				
3	호흡 시 흉곽의 대칭성, 호흡음, 피부색, 얼굴표정, 호흡의 깊이와 리듬을 관찰한다.				
4	기록지에 측정한 호흡수를 기록한다.				
지식	① 호흡의 정상범위는 무엇인가? ② 호흡 측정시 사정할 내용은 무엇인가?				
태도	복장 : □P □F　실습자세 : □P □F　정보제공 : □P □F				

0 : 전혀 모름 1 : 공부가 더 필요함 2 : 완전히 알고 수행할 수 있음

실습후기

상완혈압
Brachial artery blood pressure

20 년 월 일 조________ 학번________________이름________________

목 적 :

준비물 : □ 청진기 □ 혈압계 □ 적당한 크기의 혈압 커프 □ 소독솜 □ 기타 (   )

순서	수 행	이론적 근거	평가		
			0	1	2
1	손을 씻는다.				
2	필요한 물품을 준비한다. 필요시 청진기의 귀꽂이와 판막부위를 소독솜으로 닦는다.				
3	대상자에게 혈압을 측정하는 목적 및 절차를 설명한다.				
4	대상자가 불안해하거나 화가 나있는지 확인하고 편안한 자세를 취하게 한다. -대상자를 눕히거나 앉힌다.				
5	대상자의 옷을 벗기거나 옷을 팔위로 완전히 올린다.				
6	대상자의 팔은 심장과 같은 높이로 놓는다.				
7	2,3번째 또는 2,3,4번째 손가락으로 상완동맥을 찾는다.				
8	커프를 상완 동맥 2~3cm 위에 손가락 하나가 들어갈 정도의 여유를 주고 감는다.				
9	한 손으로 혈압계의 조절 밸브를 잠그고 압력 밸브를 눌러 커프에 공기를 넣고, 다른 손의 둘째, 셋째 손가락을 상완동맥 위에 올려 놓는다.				

순서	수 행	이론적 근거	평가		
			0	1	2
10	요골동맥을 촉지하여 맥박이 소실되는 점에서 혈압계의 눈금을 30mmHg 정도 더 올린다.				
11	조절 밸브를 천천히 열어 눈금을 1초에 2mmHg의 속도로 내리면서 상완동맥이나 요골동맥에서의 맥박이 다시 촉지되는 점의 눈금을 읽어서 기억한다.				
12	커프의 공기를 완전히 뺀 후 최소한 15초 동안 기다린다.				
13	상완동맥 위에 청진기를 대고 움직이지 않게 손으로 고정한다.				
14	조절 밸브를 잠그고 압력 bulb를 눌러서 커프에 공기를 넣는다.				
15	요골동맥이나 상완동맥에서의 맥박이 다시 촉지되는 점의 눈금을 읽어서 기억했던 눈금보다 30mmHg 더 올라가게 혈압계의 눈금을 올린다.				
16	조절 밸브를 천천히 열어 1초에 2mmHg씩 눈금을 내리면서 처음 소리가 들리는 지점의 눈금을 읽어서 기억한다.				
17	조절 밸브를 천천히 열어 차츰 커프에서 공기를 빼면서 소리가 없어지는 지점의 눈금을 읽어서 기억한다.				
18	조절 밸브를 완전히 열어 커프에서 공기를 완전히 뺀다.				
19	대상자 팔에서 커프를 풀고 대상자의 옷을 입는 것을 도와준다.				
20	커프를 말고 혈압계를 정리한 후 측정한 혈압을 메모한다.				
21	청진기의 귀꽂이(ear piece)를 소독솜으로 닦고 손을 씻는다.				
22	대상자의 기록지에 혈압 측정치를 기록한다.				

순서	수 행	이론적 근거	평가		
			0	1	2
지식	① 혈압의 정상범위(영아, 소아, 성인, 노인)는 무엇인가? ② 커프의 적절한 폭은 무엇인가? ③ 혈압 측정시 발생할 수 있는 오류는 무엇인가?				
태도	복장 : □P □F 실습자세 : □P □F 정보제공 : □P □F				

0 : 전혀 모름 1 : 공부가 더 필요함 2 : 완전히 알고 수행할 수 있음

실습후기

대퇴혈압

Popliteal artery blood pressure

20 년 월 일 조________ 학번______________이름______________

목 적 :

준비물 : □ 청진기 □ 혈압계 □ 대퇴혈압측정용 커프 □ 소독솜 □ 기타 ( )

순서	수 행	이론적 근거	평가		
			0	1	2
1	손을 씻는다.				
2	필요한 물품을 준비한다.				
3	대상자의 이름, 등록번호 등을 개방형으로 질문하여 대상자를 확인하고, 입원팔찌와 대조하여 대상자를 확인한다.				
4	목적과 절차를 확인한다.				
5	복위(또는 측위나 앙와위)를 취해주고 무릎을 약간 구부리게 한다.				
6	환의를 대퇴상부까지 올린다.				
7	혈압계의 수은주가 '0'에 있는지 확인한다.				
8	슬와동맥을 찾는다. 대퇴중간부위에 커프를 감는다.				
9	청진기의 판막을 소독솜으로 닦은 후 판막부분을 무릎뒤쪽의 슬와동맥위에 놓고 혈압기의 조절밸브를 잠그고 압력 bulb를 눌러 혈압계 눈금이 160~200mmHg정도 올라가게 한다(슬와동맥이 사라진 지점으로부터 30mmHg정도 올라가게 한다).				

순서	수 행	이론적 근거	평가		
			0	1	2
10	밸브에 부착된 조절기를 이용하여 서서히 2~4mmHg/sec 속도로 커프의 압력을 낮추면서 처음 소리가 들리는 시점의 눈금을 수축기압으로 읽는다.				
11	같은 속도로 압력을 낮추며 소리가 마지막으로 사라지는 시점의 눈금을 이완기압으로 읽는다. 소아의 경우 같은 속도로 압력을 낮추면서 소리가 갑자기 작아지는 시점을 이완기압으로 읽는다.				
12	커프를 풀고 대퇴까지 올린 환의를 내려준다.				
13	커프의 바람을 완전히 뺀 후 혈압계 안에 정리한다.				
14	기록지에 측정한 혈압을 기록한다(측정부위, 혈압).				
지식	① 대퇴혈압 측정시 적절한 커프의 폭은 무엇인가? ② 대퇴혈압을 측정하는 경우는 무엇인가?				
태도	복장 : □P □F 실습자세 : □P □F 정보제공 : □P □F				

0 : 전혀 모름 1 : 공부가 더 필요함 2 : 완전히 알고 수행할 수 있음

실습후기

제 3 장

열·냉 요법

건열 요법
Dry heat

20　년　　월　　일　　조________ 학번________________이름________________

목　적 :

준비물 : □ 더운물 주머니 □ 조절기(clamp) □ Aquathermia pad □ 전기가열 패드
□ 상품화된 화학열 pack □ 물주머니 커버 □ 수온계 □ 타월
□ 기타(　　　　　　　　　　　　)

순서		수 행	이론적 근거	평가		
				0	1	2
1		손을 씻는다.				
2		필요한 물품을 준비한다.				
3		대상자의 이름, 등록번호 등을 개방형으로 질문하여 대상자를 확인하고, 입원팔찌와 대조하여 대상자를 확인한다.				
4		대상자의 전반적 상태, 활력징후, 열적용 부위의 피부상태, 이전 처치에 대한 반응을 사정한다.				
5		목적과 절차를 설명한다.				
6		적용할 물품을 준비한다.				
A. 더운물 주머니						
	6-1	물주머니에 물이 새는 곳이 있는지 확인하다.				
	6-2	물주머니에 46~52℃의 물을 2/3정도 채우고 편평한 곳에 놓은 다음 주머니 입구까지 물이 올라오게 기울여 공기를 빼고 마개를 잠근다.				

<table>
<tr><th rowspan="2">순서</th><th colspan="2" rowspan="2">수 행</th><th rowspan="2">이론적 근거</th><th colspan="3">평가</th></tr>
<tr><th>0</th><th>1</th><th>2</th></tr>
<tr><td></td><td>6-3</td><td>물이 새는지 확인하기 위해 주머니 밖에 물기를 닦은 후, 거꾸로 들고 흔들어 본 후 커버를 씌운다.</td><td></td><td></td><td></td><td></td></tr>
<tr><td colspan="7">B. Aquathermia pad</td></tr>
<tr><td rowspan="2"></td><td>6-1</td><td>Aquathermia 패드를 켜짐으로 돌린다. 패드는 응급간호시에 쉽게 사용할 수 있도록 40.5~43℃로 미리 설정되어 있다.</td><td></td><td></td><td></td><td></td></tr>
<tr><td>6-2</td><td>패드를 베갯잇이나 타월로 싼다.</td><td></td><td></td><td></td><td></td></tr>
<tr><td colspan="7">C. 상품화된 가열 pack</td></tr>
<tr><td rowspan="2"></td><td>6-1</td><td>제품에 따라 전자렌지에서 가열하거나 더운물에서 데워서 pack을 골고루 반죽하듯이 주물러 주어 뭉개지도록 한다.</td><td></td><td></td><td></td><td></td></tr>
<tr><td>6-2</td><td>세수수건이나 부드러운 천으로 pack을 감싼다.</td><td></td><td></td><td></td><td></td></tr>
<tr><td>7</td><td colspan="2">대상자의 적용부위만 노출하고 커튼이나 스크린을 쳐준다.</td><td></td><td></td><td></td><td></td></tr>
<tr><td>8</td><td colspan="2">열이 가해질 피부 상태를 사정하고 적용부위의 피부를 완전히 건조시킨 후 더운물 주머니를 대준다.</td><td></td><td></td><td></td><td></td></tr>
<tr><td>9</td><td colspan="2">작용부위에 대주고 화상예방을 위해 매 5분마다 체크한다. 만일 발적이나 통증이 있으면 열 적용을 즉시 중단한다.</td><td></td><td></td><td></td><td></td></tr>
<tr><td>10</td><td colspan="2">보통 15~20분간 적용(또는 의사의 처방시간) 한 후 제거한다. 계속할 경우 최소 2시간마다 물을 교환해 준다.</td><td></td><td></td><td></td><td></td></tr>
</table>

순서	수 행	이론적 근거	평가		
			0	1	2
11	커버는 세탁실로 보내고 더운물 주머니는 마르는 동안 붙지 않도록 거꾸로 매달아 놓는다.				
12	사용한 물품을 정리하고 손을 씻는다.				
13	적용시간, 부위, 물온도, 피부상태, 효과 및 대상자의 반응 등을 기록한다.				
지식	① 건열요법의 적용시간은 무엇인가? ② 더운물 주머니에 사용되는 적절한 물의 온도는 무엇인가?				
태도	복장 : □P □F 실습자세 : □P □F 정보제공 : □P □F				

0 : 전혀 모름 1 : 공부가 더 필요함 2 : 완전히 알고 수행할 수 있음

실습후기

온침수법
Soaking

20　년　　월　　일　　조________ 학번________________이름________________

목　적 :

준비물 : □ 멸균 또는 깨끗한 용기 □ 적절한 온도의 용액(수돗물, 생리식염수 또는 처방된 약물)
□ 기타(　　　　　　　　　)

순서	수　행	이론적 근거	평가		
			0	1	2
1	손을 씻는다.				
2	대상자의 전반적 상태, 활력징후, 국소부위, 이전 처치에 대한 반응을 사정한다.				
3	대상자의 이름, 등록번호 등을 개방형으로 질문하여 대상자를 확인하고, 입원팔찌와 대조하여 대상자를 확인한다.				
4	침수법을 위한 물품을 준비한다.				
5	목적과 절차를 설명한다. 시행시간과 불편감 등 간호사에게 알려야 할 상황에 대해 설명한다.				
6	신체부위를 최소로 노출시키고 스크린을 친다.				
7	대야를 절반정도 40~43℃의 물로 채운다.				
8	방수패드 위에 대야를 놓는다.				
9	신체부위를 대야내에 담근다. 신체 선열을 유지하고 대야끝에 신체부위가 압력을 받지 않도록 한다.				

순서	수 행	이론적 근거	평가		
			0	1	2
10	매 5분마다 역작용이 있는지 확인한다. 대야내 용액이 식으면 일부를 제거하고 따뜻한 용액을 추가한다. 용액에 신체를 담그기 이전에 온도가 43℃를 넘지 않도록 다시 확인한다.				
11	15~20분 경과후 담그기를 마치고 신체부위를 철저하게 말린다.				
12	대상자를 편안하게 해주고 용액을 버린 후 사용한 물품을 정리한다.				
13	손을 씻는다.				
14	치료부위, 적용시간, 절차전후의 치료부위 양상, 배액양과 특징, 대상자의 반응을 기록한다.				
지식	① 온침수법 적용시 사용되는 물의 온도는 무엇인가?				
태도	복장 : □P □F 실습자세 : □P □F 정보제공 : □P □F				

0 : 전혀 모름 1 : 공부가 더 필요함 2 : 완전히 알고 수행할 수 있음

실습후기

좌욕

Sitz bathing

20 년 월 일 조________ 학번______________ 이름______________

목 적 :

준비물 : □ 방수포 □ 좌욕기구 □ 소독액(필요시) □ 베타딘 용액이나 처방된 용액
□ 일회용 장갑 □ 비닐봉투 □ 목욕담요 □ 수건이나 타월 2개 이상 □ 온도계
□ 기타( )

순서	수 행	이론적 근거	자가 평가		
			0	1	2
1	손을 씻는다.				
2	대상자의 전반적 상태, 활력징후, 국소적 부위, 이전 처치에 대한 반응을 사정한다.				
3	대상자의 이름, 등록번호 등을 개방형으로 질문하여 대상자를 확인하고, 입원팔찌와 대조하여 대상자를 확인한다.				
4	좌욕기구와 물품을 준비한다.				
5	목적과 절차를 설명한다.				
6	대상자에게 소변을 보도록 한다.				
7	대상자의 옷을 벗기고 적용부위(직장－회음부)를 사정한다. 일회용 장갑을 착용하고 드레싱이 있으면 제거한 후 이를 비닐봉투에 버린다.				
8	좌욕기에 40.5~46℃의 더운물을 1/3정도 채운다.				
9	대상자가 좌욕통에 들어가고 나올 수 있도록 도와준다. 안전에 문제가 있는 경우 대상자를 혼자 남겨두지 않는다.				
10	좌욕이 진행되는 동안 대상자의 어깨와 무릎위에 목욕 담요를 덮어준다.				

순서	수　행	이론적 근거	평가		
			0	1	2
11	대상자가 욕조나 좌욕의자에 15~30분 동안 앉아 있도록 하며 용기에 대퇴중간에서부터 척추의 장골능까지 잠기도록 앉는다. 좌욕하는 동안 2~3차례 수온을 측정하며 처방된 온도를 유지하기 위해 필요한 경우 더운물을 첨가해 준다.				
12	바람직하지 않은 반응이 나타나는지 사정하고 만일 어지럽거나 쇠약감을 호소하면 즉시 중단한다.				
13	좌욕후 대상자를 깨끗한 수건이나 거즈로 완전히 말려 준다.				
14	필요한 경우 상처에 다시 드레싱을 해준다. 흔히 잦은 좌욕으로 인한 피부열상을 예방하기 위해 바세린 연고나 처방된 연고를 바른다.				
15	대상자의 옷을 입히고 침대로 돌아가도록 돕는다.				
16	혈액순환이 정상으로 되돌아 올 때까지 30분정도 침대에 누워있도록 한다.				
17	손을 씻는다.				
18	적용 부위와 시간, 대상자의 반응을 기록한다.				
지식	① 좌욕의 적용시간은 어떻게 되는가?				
태도	복장 : □P □F　　실습자세 : □P □F　　정보제공 : □P □F				

0 : 전혀 모름 1 : 공부가 더 필요함 2 : 완전히 알고 수행할 수 있음

실습후기

열램프

Heat Lamp

20　년　　월　　일　　조________ 학번______________이름______________

목　적 :

준비물 : □ 40~60W 램프 □ 홑이불 □ 크래들 □ 기타(　　　　　　)

순서	수　행	이론적 근거	평가		
			0	1	2
1	손을 씻는다.				
2	필요한 물품을 준비한다.				
3	열램프의 작동 여부 등을 점검한다.				
4	대상자를 확인하고 목적과 방법을 설명한다.				
5	커튼이나 스크린을 친다.				
6	적용 부위에 적합한 체위를 취하고 적용부위만 노출시킨다. 경우에 따라 크래들을 필요한 부위에 놓고 홑이불을 펴서 덮는다.				
7	40W의 램프는 40~50cm, 60W는 45~60cm 거리를 두고, 큰램프는 60~75cm 정도 떨어지도록하며 덮개는 씌우지 않는다. 15~20분간 적용한다.				
8	피부상태와 열에 대한 대상자의 반응을 자주 사정한다.				
9	처방된 시간이 지나면 열램프를 제거한다.				

<table>
<tr><th rowspan="2">순서</th><th rowspan="2">수 행</th><th rowspan="2">이론적 근거</th><th colspan="3">평가</th></tr>
<tr><th>0</th><th>1</th><th>2</th></tr>
<tr><td>10</td><td>물품을 정리하고, 적용부위와 시간, 거리 등을 기록한다.</td><td></td><td></td><td></td><td></td></tr>
<tr><td>지식</td><td colspan="5">① 열램프의 놓는 위치와 적용시간은 무엇인가?</td></tr>
<tr><td>태도</td><td colspan="5">복장 : □P □F 실습자세 : □P □F 정보제공 : □P □F</td></tr>
</table>

0 : 전혀 모름 1 : 공부가 더 필요함 2 : 완전히 알고 수행할 수 있음

실습후기

얼음주머니
Ice bag

20　년　　월　　일　　조________ 학번_______________이름_______________

목　적 :

준비물 : □ 얼음주머니 □ 조절기(clamp) □ 물주머니 커버 □ 타월 □ 붕대 □ 기타(　　　　)

순서	수 행	이론적 근거	평가		
			0	1	2
1	손을 씻는다.				
2	기구와 물품을 준비한다.				
3	대상자의 이름, 등록번호 등을 개방형으로 질문하여 대상자를 확인하고, 입원팔찌와 대조하여 대상자를 확인한다.				
4	대상자의 전반적 상태, 활력징후, 국소적 부위, 이전 처치에 대한 반응을 사정한다.				
5	목적과 절차를 설명한다.				
6	물주머니에 물을 채워 새는 곳이 있는지 확인한다.				
7	물주머니에 호두알만큼 잘게 부순 얼음조각을 1/2~2/3 정도 채운다. 이때 모가난 얼음조각은 물에 잠시 씻는다.				
8	물주머니를 편평한 곳에 놓은 다음 주머니의 입구쪽으로 얼음을 밀면서 공기를 제거하고 입구를 잠근다.				
9	주머니를 거꾸로 들어 보아 물이 새는지 확인한다.				
10	얼음주머니나 장갑 등을 커버나 수건으로 감싼다. 종이테이프를 이용해 수건이나 커버를 고정한다.				

순서	수 행	이론적 근거	평가		
			0	1	2
11	대상자의 적용부위만 노출하고 커튼이나 스크린을 쳐준다.				
12	냉이 가해질 피부상태를 사정하고, 적용 부위 둘레의 피부를 완전히 건조시킨다.				
13	신체부위에 적용한다. 베개, 탄력붕대, 반창고 혹은 목욕담요 등을 이용해 움직이지 않게 한다.				
14	5분 적용후 피부를 관찰한다. 창백, 반점, 청색증 또는 발적이 있는지 살핀다.				
15	매 5~10분마다 대상자가 편안한지 점검한다.				
16	15분 적용 후(또는 처방된 시간)얼음주머니를 제거하고 피부를 건조하게 한다.				
17	적용시간, 부위, 물, 온도, 피부상태, 대상자의 반응 등을 기록한다.				
지식	① 냉요법의 금기사항은 무엇인가? ② 냉요법의 적용시간은?				
태도	복장 : □P □F 실습자세 : □P □F 정보제공 : □P □F				

0 : 전혀 모름 1 : 공부가 더 필요함 2 : 완전히 알고 수행할 수 있음

실습후기

미온수 스폰지 목욕

Tepid sponge bath

20 년 월 일 조________ 학번________________이름________________

목 적 :

준비물 : □ 세수대야 □ 미온수(27~34℃) □ 방수포 □ 수온계 □ 목욕담요
□ 거즈나 수건 □ 기타( )

순서	수 행	이론적 근거	평가		
			0	1	2
1	손을 씻는다.				
2	기구와 물품을 준비한다.				
3	대상자의 이름, 등록번호 등을 개방형으로 질문하여 대상자를 확인하고, 입원팔찌와 대조하여 대상자를 확인한다.				
4	대상자의 전반적 상태, 활력징후, 국소적 부위, 이전 처치에 대한 반응을 사정한다.				
5	목적과 절차를 설명한다.				
6	창문과 문을 닫고 커튼을 친다.				
7	스폰지 목욕시행전에 체온을 측정한다.				
8	침대시트를 걷고 적용부위만 노출시킨 후 목욕담요를 덮는다. 방수포를 깐다.				
9	대야에 미온수를 채운다. 물의 온도가 올라가면 얼음을 추가한다.				
10	수건을 미온수에 적셨다가 물기를 짠 후 사용한다. 필요시 머리, 겨드랑이, 서혜부에 얼음주머니를 적용한다.				

순서	수 행	이론적 근거	평가		
			0	1	2
11	젖은 수건으로 각 사지를 약 3분간 닦는다(대상자가 견디는 정도에 따라 시간을 조절한다). 목욕하는 동안 닦는 부위만 노출시키고 나머지는 목욕담요로 덮는다. 각 사지를 두드려 말린다.				
12	대상자를 돌려 눕힌 후 등과 둔부를 약 5분간 닦는다(대상자가 견디는 정도에 따라 시간을 조절한다). 등과 둔부를 두드려 말린다. 복부를 닦지 않는다.				
13	머리, 겨드랑이, 서혜부의 얼음주머니를 제거한다.				
14	30분동안 계속하고 실시하고 있는 동안 대상자의 피부색과 맥박을 사정한다.				
15	목욕이 끝나면 피부를 두드려 말려준다.				
16	목욕후 30분 활력징후를 측정하여 적용 전과 효과를 비교한다.				
17	물품을 정리하고 손을 씻는다.				
18	적용 부위와 시간, 전 후 신체부위상태와 혈액순환상태, 대상자 반응을 기록한다.				
지식	① 미온수 스폰지 목욕 시행시 적절한 물의 온도는 얼마인가? ② 미온수 스폰지 목욕 시행시 복부를 닦지 않는 이유는 무엇인가?				
태도	복장 : □P □F 실습자세 : □P □F 정보제공 : □P □F				

0 : 전혀 모름 1 : 공부가 더 필요함 2 : 완전히 알고 수행할 수 있음

실습후기

제 4 장

감염관리

손씻기(내과적 무균술)

Hand washing(Medical asepsis)

20 년 월 일 조________ 학번________________이름________________

목 적 :

준비물 : □ 비누 또는 세정제 □ 흐르는 따뜻한 물 □ 일회용 또는 위생타월 □ 로션
□ 기타( )

순서	수 행	이론적 근거	평가		
			0	1	2
1	시계와 반지를 빼고 옷을 팔꿈치까지 걷어 올려 고정한다.				
2	손이나 옷이 세면대에 닿지 않고 물이 튀지 않게 세면대와 약 15cm 정도 떨어져 발을 벌리고 선다.				
3	물이 따뜻하도록 온도와 물줄기의 세기를 조절하고 흐르는 물에 손과 팔을 완전히 적신다.				
4	이때 팔꿈치는 높이고 손끝이 아래로 가는 자세를 취해 물이 아래쪽으로 흐르도록 한다.				
5	비누나 소독제로 적어도 10~15초 동안 흐르는 물에서 문지르며 거품을 낸다.				
6	액체비누가 담긴 자동용기로부터 약 3~5cc의 비누액을 따라 씻거나 고체비누의 경우 충분히 거품이 일도록 적어도 10~15초 동안 흐르는 물에 문지르며 손을 씻는다. 고체비누는 물에 헹구어 비누곽에 올려 놓는다.				

순서	수 행	이론적 근거	평가		
			0	1	2
7	강하게 비비면서 원을 그리듯이 손바닥, 손등, 각 손가락, 손가락사이, 손가락관절, 손톱밑, 손목, 전박을 씻는다. 적어도 오염된 부위보다 1인치(2.5cm)위까지 씻으며 만약 손이 눈에 띄게 더러워지지 않았으면 손목은 1인치(2.5cm)까지 씻는다.				
8	마찰행위는 10~30초동안 계속한다. 혈액 또는 체액 또는 배액물과 접촉된 경우는 1~4분 동안 문지른다.				
9	흐르는 물에 철저히 헹군다.				
10	첫 번째 종이타월로 손에서 손목쪽으로 두드리면서 말리고 두 번째 타월로 닦아 완전히 말린다.				
11	무릎이나 발로 조절할 수 있는 수도꼭지가 아니면 종이타월로 수도꼭지를 싸서 물을 잠근다. 필요하면 손에 로션을 바른다.				
지식	① 손을 씻기 전에 사정해야 할 내용을 쓰시오. ② 내과적 손씻기에 목적을 쓰시오.				
태도	복장 : □P □F 실습자세 : □P □F 정보제공 : □P □F				

0 : 전혀 모름 1 : 공부가 더 필요함 2 : 완전히 알고 수행할 수 있음

실습후기

손씻기(외과적 무균술)

Hand washing(Surgical asepsis)

20 년 월 일 조________ 학번________________이름________________

목 적 :

준비물 : ☐ 비누 또는 세정제 ☐ 흐르는 따뜻한 물 ☐ 일회용 또는 위생타월 ☐ 로션
☐ 기타( )

순서	수 행	이론적 근거	평가		
			0	1	2
1	수술실에서 사용하는 신발, 모자, 마스크를 착용한다.				
2	시계와 반지를 뺀 다음 발이나 무릎을 이용하여 물을 틀고 적절한 온도와 물줄기를 조절 한다.				
3	손과 팔에 물을 적시고 헹군후 팔을 굽혀 손을 위로 향하게 하고 물을 팔꿈치쪽으로 흘러 내리게 한다.				
4	흐르는 물아래에서 줄로 양손의 손톱밑을 깨끗이 한 다음 줄을 버린다.				
5	손과 땀을 적신 후 소독비누액을 조절할 수 있는 패달을 사용하여 소독비누액을 떨어뜨려 거품을 내면서 팔꿈치위 8cm까지 한번 닦아낸다.				
6	솔에 소독비누액을 묻혀 손가락, 손바닥, 손등, 손목, 전완, 팔꿈치 순으로 원을 그리듯이 마찰시키면서 닦는다.				
7	한 쪽 팔을 닦고 다른 쪽 팔을 닦을 때는 새 솔을 사용한다. 첫 번째 팔과 같은 방법으로 닦는다.				
8	손끝에서 팔꿈치쪽으로 물을 흘러내리면서 충분히 헹군다.				

순서	수 행	이론적 근거	평가		
			0	1	2
9	발이나 무릎을 이용하여 물을 잠그고 손끝을 올린 상태로 몸으로부터 멀리하고 수술방으로 들어와서 멸균수건을 잡아들고 손끝부터 팔꿈치쪽으로 수건을 돌려가며 물기를 닦아낸다.				
10	수건의 반대면을 사용하여 반대편 손을 말린다. 사용한 수건은 준비된 용기에 떨어뜨린다.				
지식	① 멸균수건을 집을 때 주의해야 할 점은?				
태도	복장 : □P □F 실습자세 : □P □F 정보제공 : □P □F				

0 : 전혀 모름 1 : 공부가 더 필요함 2 : 완전히 알고 수행할 수 있음

실습후기

마스크 착용과 벗기

Donning and removing mask

20 년 월 일 조________ 학번______________ 이름______________

목 적 :

준비물 : □ 마스크 □ 기타( )

순서	수 행	이론적 근거	평가		
			0	1	2
1	손을 씻는다.				
2	코와 입이 완전히 가려지도록 하여 위끈부터 머리뒤에서 먼저 매고 아래끈을 목뒤로 맨다.				
3	마스크가 젖으면 곧 새것으로 교환한다.				
4	풀 때는 손을 먼저 씻은 후 아래끈을 먼저 풀고 위끈을 푼다.				
5	사용한 마스크는 끈을 잡고 세탁물 주머니에 넣는다.				
지식	① 마스크착용의 목적은 무엇인가? ② 안경을 쓴 사람이 마스크를 착용할 때 주의할 점은 무엇인가?				
태도	복장 : □P □F 실습자세 : □P □F 정보제공 : □P □F				

0 : 전혀 모름 1 : 공부가 더 필요함 2 : 완전히 알고 수행할 수 있음

실습후기

격리 가운 착용과 벗기

Donning and removing gown

20　년　　월　　일　　조________ 학번______________ 이름______________

목　적 :

준비물 : □ 깨끗한 가운 □ 마스크(필요시) □ 장갑(필요시) □ 기타(　　　　　　)

순서	수　행	이론적 근거	평가		
			0	1	2
1	반지와 시계를 벗고 손을 씻는다.				
2	머리카락이 나오지 않게 모자를 쓰고 코와 입이 완전히 덮히도록 마스크를 착용한다.				
3	가운의 목 가장자리를 잡고 가운의 안쪽이 몸쪽으로 향하게 편다.				
4	가운의 소매 속으로 양손을 동시에 넣는데 왼손을 소매 속에 넣은 채 오른쪽 소매를 잡아당겨 소매 밖으로 오른손을 뺀다.				
5	왼손을 위로 들고 흔들어 소매 밖으로 뺀다.				
6	가운 목에 있는 끈을 목 뒤에서 맨다.				
7	왼손으로 가운의 왼쪽 뒷자락의 허리깨를 잡고 오른손으로 오른쪽 자락이 그 위에 덮여지게 깊이 여미며 오른손으로 두 가닥을 같이 눌러 쥔다.				
8	몸을 구부리고 왼손으로 허리띠의 끝 가까운 부분을 잡아서 뒤로 가져가 오른손으로 잡았던 뒷자락과 같이 눌러 쥔다.				
9	오른손으로도 왼손과 같은 방법으로 허리띠 끝을 잡고 뒤로 가져가서 허리띠의 양 끝을 맨다.				
10	필요시 개방식으로 장갑을 착용한다.				

순서	수 행	이론적 근거	평가		
			0	1	2
11	나올때는 가운의 허리끈을 풀어 양쪽으로 늘어뜨린다.				
12	장갑을 벗어 감염성 폐기물 전용 용기에 넣는다.				
13	목끈을 풀고 오른쪽 검지를 왼쪽 소매 밑에 넣어서 소매 끝을 손등위로 조금 끌어 내린다.				
14	오른쪽 검지를 소매 속에 덮여진 왼손으로 잡고 약간 끌어내린다.				
15	손을 소매 속에서 움직이면서 어깨의 내면을 잡고 가운을 벗어 일회용의 경우 감염성 폐기물 전용 용기에 넣고 다시 사용하는 가운의 경우는 빨래주머니 속에 넣는다.				
16	마스크와 모자를 벗어 감염성 폐기물 전용 용기에 넣는다.				
17	격리실을 나오기 전에 다시 손을 씻는다.				
18	격리실 내의 문손잡이를 마른 종이 수건으로 싸서 문을 연다.				
19	발로 문을 지탱하여 격리실 안에 있는 감염성 폐기물 전용 용기에 종이수건을 버린다.				
20	격리실 밖에서 다시 손을 깨끗이 씻는다.				
지식	① 격리실안과 밖에서 가운을 걸 때 주의점을 쓰시오.				
태도	복장 : □P □F 실습자세 : □P □F 정보제공 : □P □F				

0 : 전혀 모름 1 : 공부가 더 필요함 2 : 완전히 알고 수행할 수 있음

실습후기

멸균장갑 착용과 벗기(개방식)
Donning and removing sterile glove(open)

20 년 월 일 조________ 학번_______________이름_______________

목 적 :

준비물 : □ 적절한 크기의 포장된 멸균장갑 □ 기타( )

순서	수 행	이론적 근거	평가		
			0	1	2
1	손을 씻고 건조시킨다.				
2	허리보다 높은 위치에 깨끗하고 건조된 표면위에서 멸균장갑의 포장을 오염되지 않게 개방한다.				
3	내부포장을 조심스럽게 열고 멸균장갑의 접힌 커프부분이 착용하는 사람과 가깝게 되도록 포장을 열어 펼친다.				
4	소독된 부위가 오염되지 않게 왼손으로 오른쪽 장갑의 손목 접어놓은 곳을 잡아서 든다.				
5	장갑의 안쪽을 만지면서 오른쪽 장갑을 낀다.				
6	장갑 낀 오른손으로 왼쪽 장갑의 손목 접힌 부분의 밑쪽에 첫째 손가락을 제외한 네 손가락을 넣고 장갑을 접어 든다.				
7	오른쪽 엄지손가락을 위로 올려 뒤로 젖힌 상태에서 장갑의 바깥쪽만을 만지면서 장갑을 낀다.				
8	장갑을 낀 손끼리 깍지를 끼운 다음 시술이 시작되지 전까지 신체에 부딪히지 않게 주의한다.				

<table>
<tr><th rowspan="2">순서</th><th rowspan="2">수 행</th><th rowspan="2">이론적 근거</th><th colspan="3">평가</th></tr>
<tr><th>0</th><th>1</th><th>2</th></tr>
<tr><td>9</td><td><장갑 벗기>
한 쪽 장갑의 소매 끝을 잡고 손가락 끝 위로 장갑을 잡아당기고 벗지는 않는다.</td><td></td><td></td><td></td><td></td></tr>
<tr><td>10</td><td>다른 쪽 장갑의 소매 끝을 잡아 아래쪽으로 잡아당겨 벗는다.</td><td></td><td></td><td></td><td></td></tr>
<tr><td>11</td><td>남은 장갑의 안쪽을 잡아당겨 벗는다.</td><td></td><td></td><td></td><td></td></tr>
<tr><td>12</td><td>양쪽 장갑을 감염성 폐기물 전용 용기에 넣는다.</td><td></td><td></td><td></td><td></td></tr>
<tr><td>지식</td><td colspan="5">① 장갑낀 손을 시술이 이루어지기 전까지 반드시 신체의 앞면에 위치하게 하는 이유는 무엇인가?</td></tr>
<tr><td>태도</td><td colspan="5">복장 : □P □F 실습자세 : □P □F 정보제공 : □P □F</td></tr>
</table>

0 : 전혀 모름 1 : 공부가 더 필요함 2 : 완전히 알고 수행할 수 있음

실습후기

멸균가운과 멸균장갑 착용(폐쇄식)

Donning sterile gown and glove(closed)

20　년　월　일　조________ 학번________________이름________________

목　적 :

준비물 : □ 멸균 가운 □ 적절한 크기의 포장된 멸균장갑 □ 모자 □ 마스크 □ 기타(　　)

순서	수　행	이론적 근거	평가		
			0	1	2
1	손을 씻고 건조시킨다.				
2	신발, 모자, 마스크, 보호용 안경을 순서대로 착용한다.				
3	멸균가운과 멸균장갑의 포를 연다(순환간호사).				
4	외과적 손씻기를 수행한다.				
5	멸균가운 목부분을 잡고 몸에서 멀리 해 들어 올린다.				
6	두 팔을 소매쪽으로 집어 넣고 가운의 바깥쪽을 건드리지 않고 손끝이 소매안쪽 커프 전까지 오게 한다.				
7	목끈과 허리끈을 순환간호사가 묶어준다.				
8	손끝이 커프밖으로 나오지 않도록 주의하며 소매속으로 있는 손으로 장갑 한쪽을 집어올려 손바닥면이 아래쪽으로 가도록 다른 소매속 손바닥위에 올려 놓되 장갑손가락이 팔꿈치쪽을 향하게 놓는다.				

순서	수 행	이론적 근거	평가		
			0	1	2
9	오른쪽 장갑을 끼기 위해서는 소매속의 오른손으로 아래쪽 장갑커프를 잡고, 소매속의 왼손으로 장갑의 커프끝을 잡아 오른쪽 가운 소매끝을 완전히 뒤집어 씌운 다음, 왼손으로 오른쪽 가운 팔소매부분을 잡아 당기면서 오른손 장갑을 낀다. 같은 방법으로 왼쪽을 착용한 후 양쪽 장갑의 소매부위를 가운소매위로 완전히 끌어올려 장갑을 낀다.				
10	손목위의 커프까지 덮이도록 당기면서 왼손의 손가락을 장갑의 손가락부분으로 신전시키면서 낀다.				
11	같은 방법으로 반대편 장갑을 낀다.				
지식	① 멸균가운을 입은 상태에서 장갑을 착용할 때 적절한 방법은?				
태도	복장 : □P □F 실습자세 : □P □F 정보제공 : □P □F				

0 : 전혀 모름 1 : 공부가 더 필요함 2 : 완전히 알고 수행할 수 있음

실습후기

멸균영역의 확보와 유지

Establishing and maintaining a sterile field

20　년　　월　　일　　조________ 학번______________이름______________

목　적 :

준비물 : □ 멸균장갑 □ 포장된 멸균물품 □ 이동겸자 □ 포장된 소독용기
□ 뚜껑이 있는 소독용기 □ 기타(　　　　　　　　　　)

순서	수 행		이론적 근거	평가		
				0	1	2
1	손을 씻는다.					
2	필요한 물품을 준비한다.					
A. 멸균포 펴는 법						
	3-1	소독포에 구멍이 있거나 젖어 있는지 살피고 유효날짜를 확인한다.				
	3-2	허리높이 또는 그 이상에서 멸균물품을 개방하기 위한 적절한 장소를 찾는다.				
	3-3	포장의 맨 겉의 접힌 부분이 간호사로부터 가장 먼 쪽으로 가도록 작업대 중앙에 포장물품을 놓는다.				
	3-4	포장의 맨 겉층에 접힌 부분을 엄지와 검지로 접어서 펼친다. 이 때, 되도록 바깥표면만을 만져 간호사의 반대쪽으로 펼친다.				
	3-5	양쪽 접힌 부분을 펼 때에도 위에 있는 것을 먼저 여는데 오른쪽 접힌 부분은 오른손으로, 왼쪽 접힌 부분은 왼손으로 편다.				

순서		수 행	이론적 근거	평가		
				0	1	2
	3-6	맨 밑에 있는 접힌 모서리를 잡아 간호사쪽으로 펴서 깔아 놓는다.				
	3-7	멸균포가 간호사의 유니폼에 닿지 않도록 주의한다.				
B. 멸균영역에 멸균물품 첨가하기						
	3-1	멸균물품의 소독유효날짜를 확인한다.				
	3-2	멸균물품의 맨 윗자락이 간호사로부터 먼 쪽으로 개방되게 한 손으로 잡는다. 다른 손으로 윗자락과 양쪽자락을 편다.				
	3-3	물품을 안전하게 붙잡고 포장의 모서리를 손목쪽으로 잡아당겨 손과 손목을 감싼다.				
	3-4	상품화된 멸균포장 물품일 경우, 뜯는 표시가 있는 부분이 있을 때에는 한손에 물품을 잡고 다른 한 손으로 구석의 겉포장을 잡아당겨 벗긴다. 만약 모서리가 부분적으로 봉해져 있으면 양손으로 조심스럽게 벌려 떨어뜨린다.				
	3-5	포장의 끝이 무균 영역에 닿지 않도록 한다.				
	3-6	무균된 물품을 장갑낀 사람에게 건네주거나 무균영역 15cm위에서 떨어뜨려 놓는다. 이 때 가장자리 2.5cm경계에 닿지 않도록 주의한다.				
	3-7	물품을 옮길 때 던지거나 털어 넣지 않는다.				
	3-8	말하거나 웃지 않는다.				

순서	수 행		이론적 근거	평가		
				0	1	2
C. 이동겸자사용법						
	3-1	겸자통에 겸자는 한 개만 꽂아둔다.				
	3-2	겸자를 겸자통가장자리에 닿지 않게 주의하면서 꺼낸다.				
	3-3	멸균통의 뚜껑을 열어 안쪽이 아래로 향하게 들거나, 완전히 뒤집어 옆에 놓는다.				
	3-4	이동겸자의 1/3만 멸균상태로 간주한다.				
	3-5	겸자의 멸균된 부분이 아래로 향하도록 해서 기구나 물품을 잡는다. 시야에서 보이는 부분과 허리위쪽 높이에서 사용한다.				
	3-6	멸균된 물품을 소독된 부위에 놓을 때는 겸자가 바닥에 닿지 않도록 살짝 떨어뜨린다.				
	3-7	이동겸자를 다시 겸자통 가장자리에 닿지 않게 주의하면서 꽂는다.				
D. 멸균영역에 멸균용액 붓기						
	3-1	멸균영역의 유효기간과 내용물을 확인한다.				
	3-2	멸균용액의 정확한 양과 이름 및 농도를 확인한다.				
	3-3	병뚜껑은 안쪽이 아래로 향하게 들거나, 뚜껑의 안쪽을 위로 하여 탁자위에 놓는다.				
	3-4	라벨이 붙은 쪽을 위로하여 병을 잡는다.				
	3-5	병입구는 오염된 것으로 취급하므로 소량(1~2cc)따라 버린다.				
	3-6	멸균영역 바로 위에 위치하도록 용기위 10~15cm높이에서 용액이 튀지 않게 따른다.				

<table>
<tr><th rowspan="2">순서</th><th rowspan="2" colspan="2">수 행</th><th rowspan="2">이론적 근거</th><th colspan="3">평가</th></tr>
<tr><th>0</th><th>1</th><th>2</th></tr>
<tr><td></td><td>3-7</td><td>다시 사용할 예정이면 병마개를 완전히 막아 놓는다. 필요할 때만 열고 가능한 빨리 닫는다.</td><td></td><td></td><td></td><td></td></tr>
<tr><td>지식</td><td colspan="6">① 멸균포를 폈을 때 무균영역은 어느 곳인가?

② 멸균용액을 따를 때 병의 라벨이 위쪽으로 향하게 하는 이유는 무엇인가?</td></tr>
<tr><td>태도</td><td colspan="6">복장 : □P □F 실습자세 : □P □F 정보제공 : □P □F</td></tr>
</table>

0 : 전혀 모름 1 : 공부가 더 필요함 2 : 완전히 알고 수행할 수 있음

실습후기

제 5 장

개인위생 간호

침상목욕
Bed bathing

20 년 월 일 조________ 학번______________이름______________

목 적 :

준비물 : □ 목욕물(43~46℃)이 담긴 대야나 욕조 □ 비누와 비누받침대
□ 린넨(목욕담요, 목욕수건 2개, 깨끗한 가운이나 의복, 여분의 홑이불, 수건)
□ 개인위생 물품(탈취제, 파우더, 로션) □ 남성대상자를 위한 면도기
□ 목욕물품을 위한 탁자 □ 세탁물 주머니 □ 스크린 □ 변기 □ 기타( )

순서	수 행	이론적 근거	평가		
			0	1	2
1	손을 씻는다.				
2	필요한 물품을 준비한다.				
3	대상자의 이름, 등록번호 등을 개방형으로 질문하여 대상자를 확인하고, 입원팔찌와 대조하여 대상자를 확인하고, 목욕과정에 영향을 미치는 건강상태를 사정한다.				
4	목욕할 것을 알리고 목적을 설명한다.				
5	창문과 병실문을 닫아 실내온도를 유지한다.				
6	스크린이나 커텐으로 프라이버시를 유지하고 '목욕중' 팻말을 부착한다.				
7	목욕전에 대변이나 소변이 보고 싶은지 확인한다.				
8	43~46℃ 정도의 물을 대야의 1/2이나 1/3정도로 준비한다.				

순서	수 행	이론적 근거	평가		
			0	1	2
9	침상높이를 조절한다.				
10	먼 쪽의 침상난간을 계속 올려놓은 채로 방수포를 깔고 간호사 가까이 대상자를 옮겨 놓는다.				
11	윗홑이불을 제거하고 목욕담요를 덮는다.				
12	목욕담요속으로 손을 넣어 환의를 벗긴다.				
13	베개를 제거한다. 목욕수건 한 장은 대상자의 머리아래에 대주고 다른 한 장은 대상자의 가슴위에 놓는다.				
14	목욕장갑을 만든다(삼각법, 직사각법).				
15	양쪽 눈은 비누를 묻히지 않은 젖은 물수건의 각각 다른 면을 사용하여, 내안각에서 외안각쪽으로 닦아 주고 말린다.				
16	얼굴, 이마, 코, 뺨, 입주위, 목, 귀 순서로 닦는다.				
17	팔아래 수건을 길이 방향으로 펼쳐 놓는다.				
18	손을 물에 담가 씻은 후 닦고, 손목에서 어깨쪽으로 문지르면서 팔과 겨드랑이를 닦는다.				
19	가슴에 목욕타월을 길이방향으로 놓고, 목욕담요를 대상자의 치골부위까지 내린다. 여자의 경우 유방 아래의 피부를 주의깊게 닦으며 잘 건조시킨다.				
20	다리와 발은 손과 같은 방법으로 닦는다. 즉 발목 아래쪽에서 무릎쪽으로, 무릎에서 대퇴쪽으로 씻는다.				
21	대상자를 돌려 등을 노출시킨 후 닦는다.				
22	대상자를 바로 눕히고 물과 수건을 교환하여 회음부를 씻는다(회음간호참조). 이 때 대상자가 스스로 할 수 있도록 스스로 씻어 보도록 하고 불가능하면 간호사가 닦아주고 말린다.				

<table>
<tr><th rowspan="2">순서</th><th rowspan="2">수 행</th><th rowspan="2">이론적 근거</th><th colspan="3">평가</th></tr>
<tr><th>0</th><th>1</th><th>2</th></tr>
<tr><td>23</td><td>피부보호제를 바른 후 환의를 갈아입힌다.</td><td></td><td></td><td></td><td></td></tr>
<tr><td>24</td><td>모발, 구강, 손, 발톱 간호를 한다.</td><td></td><td></td><td></td><td></td></tr>
<tr><td>25</td><td>대상자를 편안하게 해주고 물품을 정리한다.</td><td></td><td></td><td></td><td></td></tr>
<tr><td>26</td><td>피부상태등의 사정자료, 침상목욕후 대상자의 반응 등을 기록한다.</td><td></td><td></td><td></td><td></td></tr>
<tr><td>지식</td><td colspan="5">① 목욕전 사정해야 할 것은 무엇인가?</td></tr>
<tr><td>태도</td><td colspan="5">복장 : □P □F 실습자세 : □P □F 정보제공 : □P □F</td></tr>
</table>

0 : 전혀 모름 1 : 공부가 더 필요함 2 : 완전히 알고 수행할 수 있음

실습후기

회음부 간호
Perineal care

20 년 월 일 조________ 학번________________이름________________

목 적 :

준비물 : □ 드레싱세트 □ 처방된 용액 □ 소독솜 □ 곡반 □ 방수포 □ 패드(필요시)
□ 스크린 □ 일회용 장갑, □ 파우더 □ 보호용 연고

순서	수 행	이론적 근거	평가		
			0	1	2
1	손을 씻고 장갑을 착용한다.				
2	필요한 물품을 준비한다.				
3	대상자의 이름, 등록번호 등을 개방형으로 질문하여 대상자를 확인하고, 입원팔찌와 대조하여 대상자를 확인한다.				
4	회음간호를 할 것을 알리고 목적을 설명한다.				
5	창문과 병실문을 닫아 실내온도를 유지한다.				
6	스크린이나 커텐으로 프라이버시를 유지한다.				
7	침대높이를 조절하고 간호사로부터 먼쪽 침상난간(siderail)을 올려둔 채로 간호를 한다.				
8	윗침구를 발치까지 접고 목욕담요를 덮는다. 회음부가 노출되도록 환의를 벗기고, 둔부아래에 방수포를 깔아 두거나 변기를 대어준다.				
9	체위를 취하고(여성 : 배횡와위, 남성 : 앙와위), 담요의 가장자리를 양쪽 다리에 걸쳐둔다.				
10	회음부를 씻고 말린다.				

순서	수 행		이론적 근거	평가		
				0	1	2
A. 여성대상자 – 목욕타월을 사용하는 경우						
	10-1	대음순을 닦고 소음순 사이의 주름을 닦는다.				
	10-2	목욕수건을 4등분하여 한번에 한면만 사용하고 치골부위에서 직장방향으로 닦는다.				
	10-3	월경중인 여성과 유치도뇨관을 가지고 있는 여성은 면봉이나 거즈를 이용한다.				
	10-4	부위를 헹구고 완전히 말린다.				
B. 여성대상자 – 소독솜을 사용하는 경우						
	10-1	처방된 소독용액에 적신 솜을 대음순 위에서 아래로 닦는다. 한번 사용한 소독솜을 버린다.				
	10-2	대음순과 소음순사이를 씻기 위해 대음순을 벌려 좌우 각각 따로 닦은 후 소음순을 닦는다.				
	10-3	필요시 마른 솜으로 회음부를 닦고 건조시킨다.				
	10-4	유치도뇨관을 가지고 있으면 매일 시행하고, 요도 주위 피부를 사정한다. 손상되었으면 파우더나 보호용 연고를 바른다.				
C. 남성대상자						
	10-1	음경을 씻고 말린다.				
	10-2	대상자가 포경을 안한 상태이면 포피를 잡아 내려 귀두를 노출시키고 깨끗이 한다.				
	10-3	음낭을 씻고 말린다.				
11	대상자를 간호사로 부터 먼 쪽으로 돌려 눕힌다.					
12	항문부위와 남성에서의 음낭뒷부분의 주름에 특히 유의하면서 앞에서 뒤쪽으로 닦는다.					

<table>
<tr><th rowspan="2">순서</th><th rowspan="2">수 행</th><th rowspan="2">이론적 근거</th><th colspan="3">평가</th></tr>
<tr><th>0</th><th>1</th><th>2</th></tr>
<tr><td>13</td><td>부위를 잘 말리고, 산후나 폐경기여성에서 필요시 회음부패드를 적용한다.</td><td></td><td></td><td></td><td></td></tr>
<tr><td>14</td><td>장갑을 벗고 손을 씻는다.</td><td></td><td></td><td></td><td></td></tr>
<tr><td>15</td><td>기록지에 기록한다(발적, 찰과상, 피부붕괴, 삼출물 혹은 배액과 압통이 있는 부위).</td><td></td><td></td><td></td><td></td></tr>
<tr><td>지식</td><td colspan="5">① 회음부 간호시 사정해야 할 것은 무엇인가?</td></tr>
<tr><td>태도</td><td colspan="5">복장 : □P □F 실습자세 : □P □F 정보제공 : □P □F</td></tr>
</table>

0 : 전혀 모름 1 : 공부가 더 필요함 2 : 완전히 알고 수행할 수 있음

실습후기

발간호

Foot caring

20　　년　　　월　　　　일　　　　조________ 학번________________ 이름________________

목　적 :

준비물 : □ 따뜻한 물(40~43℃)이 담긴 대야나 욕조 □ 비누와 비누받침대 □ 수건 □ 베개
□ 방수용 일회용패드 □ 손발톱 위생 관리도구 □ 로션 또는 파우더 □ 스크린
□ 기타(　　　　　)

순서	수　행	이론적 근거	평가		
			0	1	2
1	손을 씻는다.				
2	필요한 물품을 준비한다.				
3	대상자의 이름, 등록번호 등을 개방형으로 질문하여 대상자를 확인하고, 입원팔찌와 대조하여 대상자를 확인한다.				
4	발간호를 할 것을 알리고 목적을 설명한다.				
5	창문과 병실문을 닫아 실내온도를 유지한다.				
6	스크린이나 커텐으로 프라이버시를 유지한다.				
7	40~43℃의 따뜻한 물을 대야에 1/2~1/3만큼 준비한다.				
8	걸을 수 있는 대상자는 의자에 앉도록 돕고, 누워있는 대상자는 앙와위 혹은 반좌위를 취해 베개를 이용해 무릎을 약간 구부리도록 지지한다.				
9	침상발치에 방수되는 일회용패드를 깔고 침상 대상자인 경우 대야의 가장자리를 수건으로 받쳐둔다.				
10	대상자의 한 발은 대야에 넣고 발가락사이를 유의하며 비누로 씻는다.				

순서	수 행	이론적 근거	평가		
			0	1	2
11	발을 잘 헹군다.				
12	발톱이 잘 부서지거나 두꺼운 경우에는 물을 교환하여 10~20분정도 담근다.				
13	발을 대야에서 빼고 수건위에 놓고 완전히 건조시킨다.				
14	손톱깎이로 발톱을 직선으로 반듯하게 다듬는다.				
15	손톱 다듬기용 줄을 이용하여 발톱양옆과 발톱끝쪽을 문질러 다듬는다.				
16	필요하면 줄로 발뒤꿈치 각질층을 제거한다.				
17	발크림을 바르고 양말과 신발 신는 것을 도와준다.				
18	물품을 정리하고 대상자가 편안한 자세를 취하도록 도와준다.				
19	손을 씻고 관찰된 발의 문제들을 기록한다.				
지식	① 발손질이 금지된 대상자는 누구인가? ② 발간호시에 사정해야 할 것은 무엇인가?				
태도	복장 : □P □F 실습자세 : □P □F 정보제공 : □P □F				

0 : 전혀 모름 1 : 공부가 더 필요함 2 : 완전히 알고 수행할 수 있음

실습후기

구강간호

Mouth caring(General)

20　년　　월　　일　　조________ 학번_______________이름_______________

목　적 :

준비물 : □ 칫솔 □ 치약 □ 물컵 □ 곡반 □ 치실 □ 화장지 □ 수건 □ 설압자
□ 구강세정액(필요시) □ 장갑 □ 빨대(필요시) □ 펜라이트 □ 면봉
□ 윤활제(바셀린) □ 방수포(필요시) □ 스크린 □ 기타(　　　　　　　)

순서	수　행	이론적 근거	평가		
			0	1	2
1	손을 씻는다.				
2	필요한 물품을 준비한다.				
3	대상자의 이름, 등록번호 등을 개방형으로 질문하여 대상자를 확인하고, 입원팔찌와 대조하여 대상자를 확인한다.				
4	구강간호를 할 것을 알리고 목적을 설명한다.				
5	스크린이나 커텐으로 프라이버시를 유지한다.				
6	구강간호를 용이하게 하고, 흡인을 예방하기 위해 침상머리를 올린다. 만약 필요하다면 침상머리를 올리고 간호사 가까운 쪽 침상난간을 내린다.				
7	대상자를 옮기거나 간호사 가까이 오도록 도와준다. 대상자에게 측위를 취하도록 한다.				
8	대상자의 가슴에 수건을 놓는다.				
9	장갑을 착용한다. 필요하면 의치제거하는 것을 도와주고 씻어서 보관함에 넣는다.				

순서	수 행	이론적 근거	평가		
			0	1	2
10	설압자와 펜라이트를 사용하여 구강점막, 치아, 잇몸 등 입안을 사정한다.				
11	칫솔에 물을 적신 후 치약을 묻힌 다음 입을 크게 벌리도록 하여 치아를 닦도록 한다.				
12	대상자가 칫솔질을 할 수 있도록 한다. 칫솔을 잇몸선에 45°각도로 잡고 칫솔의 바깥 끝면을 잇몸아래에 댄다. 칫솔로 잇몸에서 치아쪽으로 상·하 치아 내·외면을 칫솔질 하도록 한다. 치아의 옆면과 어금니의 상면을 앞뒤로 움직이면서 칫솔질 한다. 칫솔의 끝으로 치아표면이 깨끗해질 때까지 앞뒤로 부드럽게 반복하여 칫솔질하도록 한다.				
13	대상자는 45°각도로 칫솔을 잡고 부드럽게 혀의 옆면과 표면을 문지른다. 구토반사 자극을 예방한다.				
14	턱밑에 곡반을 대어준다.				
15	대상자의 입을 헹구기 위해 조심스럽게 물을 조금씩 마시게 한 후 모든 치아의 표면을 헹구고 곡반에 버린다.				
16	구강을 검사하고 필요하면 다시 닦는다.				
17	필요하면 치실을 사용하고 대상자가 원하면 구강세정제를 사용한다.				
18	곡반을 치우고 입주위와 볼을 수건이나 화장지로 닦는다.				
19	입술에 윤활제를 발라주어 입술이 건조하지 않게 한다.				
20	대상자를 편안한 자세로 취해주고 곡반과 침상탁자를 치우고 침상난간을 올리고 침상을 제위치로 내린다.				
21	침상위 탁자를 닦아주고 더러워진 린넨을 제거하고 종이수건과 장갑을 휴지통에 버린다. 사용한 물품은 적절한 곳에 두고 손을 씻는다.				

<table>
<tr><th rowspan="2">순서</th><th rowspan="2">수 행</th><th rowspan="2">이론적 근거</th><th colspan="3">평가</th></tr>
<tr><th>0</th><th>1</th><th>2</th></tr>
<tr><td>22</td><td>시행한 것과 시행 도중 관찰한 사항(출혈, 감염 등)을 기록한다.</td><td></td><td></td><td></td><td></td></tr>
<tr><td>지식</td><td colspan="5">① 칫솔질할 때 혀까지 닦는 이유는?</td></tr>
<tr><td>태도</td><td colspan="5">복장 : □P □F 실습자세 : □P □F 정보제공 : □P □F</td></tr>
</table>

0 : 전혀 모름 1 : 공부가 더 필요함 2 : 완전히 알고 수행할 수 있음

실습후기

특별 구강간호
Specific mouth caring

20　년　　월　　일　　조________ 학번______________이름______________

목　적 :

준비물 : □ 구강세척액(항균용액, 생리식염수, 과산화수소 희석액) □ 곡반 □ 거즈볼
□ 커튼볼 □ 종지2개 □ 겸자 □ 설압자 □ 구강면봉 □ 입술윤활제
□ 구강인두관(필요시) □ 주사기(10cc) □ 4x4거즈 □ 칫솔 □ 흡인기 □ 흡인카테터
□ 종이수건 □ 물컵 □ 수건 □ 일회용 장갑 □ 방수포

순서	수 행	이론적 근거	평가		
			0	1	2
1	손을 씻는다.				
2	필요한 물품을 준비한다.				
3	대상자의 이름, 등록번호 등을 개방형으로 질문하여 대상자를 확인하고, 입원팔찌와 대조하여 대상자를 확인한다.				
4	구강간호를 할 것을 알리고 목적을 설명한다.				
5	스크린이나 커텐으로 프라이버시를 유지한다.				
6	침상의 가장자리로 대상자를 옮기고 가능하다면 대상자를 반좌위상태에서 고개를 옆으로 돌리거나 불가능하다면 측위를 취한다.				
7	간호사 가까운 쪽 침상난간을 내리고 흡인할 수 있는 기구를 가까이에 놓는다.				
8	대상자의 머리아래에 수건을 놓고 곡반은 턱아래에 둔다.				
9	일회용 장갑을 착용한다.				

순서	수 행	이론적 근거	평가		
			0	1	2
10	무의식 대상자의 경우 구강인두관이나 한 쪽끝을 거즈로 감은 설압자를 상하 대구치 사이에 조심스럽게 세로로 삽입하여 윗니와 아랫니를 분리하여 구강간호를 할 수 있는 구강 내 공간을 확보한다. 가능하면 대상자가 이완되었을 때 삽입한다. 힘을 가해서는 안된다.				
11	칫솔 혹은 겸자로 거즈볼(커튼볼)을 감싸 쥔 후(혹은 겸자끝을 거즈로 감싼다) 항균용액을 흐르지 않을 만큼 묻힌다. 또는 항균용액에 적신 거즈볼(커튼볼)을 처음부터 준비하여 사용할 수 있다.				
12	거즈볼을 자주 교환하면서 치아표면, 혀, 잇몸, 구개, 뺨 안쪽까지 구강내로 너무 깊게 삽입하지 않고 부드럽게 닦아준다. 이를 닦을 때는 칫솔질하듯 위에서 아래로 회전하듯 닦아내고 혀를 닦을 때는 안쪽에서 바깥쪽으로 닦는다.				
13	구강세정액을 묻힌 거즈로 여러 번 닦아내거나 구강세정제로 입안을 골고루 헹군다. 필요시 끝이 무딘 고무로 되어 있는 세척주사기를 입안에 넣어 적은 양의 물로 부드럽게 헹군다.				
14	필요하다면 입안에 분비물이 축적될 때 흡인(suction) 한다.				
15	곡반을 치우고 구강간호후 구강상태를 사정하여 구강 내 점막의 변화나 출혈 등이 있는지 확인한다. 또한 양치액이나 솜이 구강안에 남아있지 않도록 한다.				
16	설압자를 제거하고 입주위를 닦아준다.				
17	대상자의 입술에 면봉을 이용하여 윤활제를 발라준다.				
18	대상자에게 구강간호가 완료되었음을 알려준다.				
19	장갑을 벗고 적절한 곳에 버린다.				
20	대상자를 편안한 자세로 취해 주고 침상난간을 올리고 침상을 제 위치로 내린다.				

<table>
<tr><th rowspan="2">순서</th><th rowspan="2">수 행</th><th rowspan="2">이론적 근거</th><th colspan="3">평가</th></tr>
<tr><th>0</th><th>1</th><th>2</th></tr>
<tr><td>21</td><td>물품을 정리하고 적절한 위치에 갖다놓는다. 더러워진 린넨을 적절한 용기에 넣는다.</td><td></td><td></td><td></td><td></td></tr>
<tr><td>22</td><td>손을 씻는다.</td><td></td><td></td><td></td><td></td></tr>
<tr><td>23</td><td>특별구강간호와 관찰한 사항을 기록한다.</td><td></td><td></td><td></td><td></td></tr>
<tr><td>지식</td><td colspan="5">① 과산화수소로 장기간 구강간호를 실시할 때 나타나는 구강의 변화는 무엇인가?</td></tr>
<tr><td>태도</td><td colspan="5">복장 : □P □F 실습자세 : □P □F 정보제공 : □P □F</td></tr>
</table>

0 : 전혀 모름 1 : 공부가 더 필요함 2 : 완전히 알고 수행할 수 있음

실습후기

세발간호
Shampooing hair

20　　년　　　월　　　일　　　조________ 학번________________이름________________

목　적 :

준비물 : □ 빗이나 솔 □ 방수포나 패드 □ 수건(2장) □ 침상세발기(Kelly Pad)
□ 세수수건 혹은 패드 □ 목욕담요 □ 적절한 온도의 세발용 물
□ 액체 혹은 크림형태의 샴푸 □ 헤어드라이기 □ 스크린 □ 기타(　　　　　　　)

순서	수　행	이론적 근거	평가		
			0	1	2
1	손을 씻는다.				
2	필요한 물품을 준비한다.				
3	대상자의 이름, 등록번호 등을 개방형으로 질문하여 대상자를 확인하고, 입원팔찌와 대조하여 대상자를 확인한다.				
4	목적과 방법을 설명한다.				
5	스크린이나 커텐으로 프라이버시를 유지한다.				
6	침상높이를 조절한다.				
7	덮고 있는 윗침구를 벗기면서 목욕담요를 덮는다.				
8	상의는 단추를 두 개 정도 풀어서 목안쪽으로 집어넣는다.				
7	머리에서 리본이나 핀을 제거한다.				
8	머리와 어깨를 침대 가장자리에 오게 한 후 머리밑의 베개를 빼서 어깨밑을 받치고 방수포를 머리밑에서 어깨밑 베개까지 넓게 깐다.				
9	수건으로 대상자의 어깨부위를 싸고 세발기를 머리밑에 놓고 물을 받을 큰 양동이를 침상옆에 놓는다. 세발한 물이 양동이로 내려 가도록 세발대의 배수구를 양동이 속에 넣는다.				

순서	수 행	이론적 근거	평가		
			0	1	2
10	수건으로 대상자의 어깨부위를 싸고 머리밑에 세발기를 놓는다.				
11	목욕담요를 가슴아래까지 접어 놓는다.				
12	귀를 솜으로 막고 수건으로 눈을 덮는다.				
13	세발기를 작동시켜 물로 머리를 골고루 적신 후, 샴푸를 바르고 거품을 낸다.				
14	머릿결에 따라 손끝에 힘을 주어 두피를 골고루 힘있게 마사지 한다. 이 때 마사지용 브러시를 이용하면 두피에 상처를 주지 않고 효과적이다.				
15	샴푸가 남아 있지 않도록 철저히 헹군다.				
16	머리카락에 물을 짜낸 후 수건으로 물기를 닦는다.				
17	대상자를 편안하게 해주고 물품을 정리한다.				
18	헤어드라이어로 머리카락을 말리고 빗으로 정돈한다.				
19	대상자의 반응 및 두피 상태 등을 기록한다.				
지식	① 세발간호의 목적은 무엇인가?				
태도	복장 : □P □F 실습자세 : □P □F 정보제공 : □P □F				

0 : 전혀 모름 1 : 공부가 더 필요함 2 : 완전히 알고 수행할 수 있음

실습후기

등간호

Back caring

20 년 월 일 조________ 학번________________이름________________

목 적 :

준비물 : □ 목욕담요 □ 윤활제(로션, 20~50% 알코올 또는 파우더)□ 방수포□ 목욕수건
□ 방수포 □ 기타( )

순서	수 행	이론적 근거	평가		
			0	1	2
1	손을 씻는다.				
2	필요한 물품을 준비한다.				
3	대상자의 이름, 등록번호 등을 개방형으로 질문하여 대상자를 확인하고, 입원팔찌와 대조하여 대상자를 확인한다.				
4	등간호를 할 것을 알리고 목적을 설명한다.				
5	창문과 병실문을 닫아 실내온도를 유지한다.				
6	스크린이나 커텐으로 프라이버시를 유지한다.				
7	침대를 적당한 높이로 조정하고 대상자의 등이 보이도록 복위, 측위 심스체위를 취하도록 한다. 이 때 반대편 난간은 올려놓고, 여성은 배 밑에 베개를 받쳐주면 더 편하다.				
8	대상자의 등과 둔부 밑에 방수포를 깐다.				
9	등, 어깨, 상지와 엉덩이 부분을 노출한다. 신체의 다른 부분은 목욕담요로 덮는다.				
10	따뜻한 물수건으로 등을 잘 닦는다.				
11	간호사의 손에 오일이나 로션을 충분히 바른 후 잠깐 기다려 따뜻하게 해준다.				

순서	수 행	이론적 근거	평가		
			0	1	2
12	손바닥 전체로 미골부위에서 척추를 따라 어깨 위까지 압력을 주면서 바깥쪽으로 회전하여 올라 갔다가 등의 양면을 따라 내려오는 동작을 천천히 반복한다. (경찰법 : Effleurage, 5회 시행 : 부드럽게 →강하게)				
13	손으로 주물러 준다. (유날법 : Petrisage, 2회 실행)				
14	천추로부터 척추를 따라 척추부위를 엄지손가락으로 누른다. (지압법 : Friction, 2회 실행)				
15	손이나 손가락으로 가볍게 두드린다. (경타법 : Tapotement, 2회 실행)				
16	경찰법 : Effleurage, 3회 시행 (강하게→부드럽게 마무리)				
17	마사지 하는 동안 피부의 색상, 긴장도, 손상부위 등을 사정한다.				
18	수건으로 등을 닦은 후 파우더를 바른다(생략가능).				
19	옷을 입히고 자세를 편안하게 취해준 후 침요를 덮어준다. 물품을 정리한다.				
20	피부상태 및 대상자의 반응을 기록한다.				
지식	① 등마사지 적용 금기 대상자는?				
태도	복장 : □P □F 실습자세 : □P □F 정보제공 : □P □F				

0 : 전혀 모름 1 : 공부가 더 필요함 2 : 완전히 알고 수행할 수 있음

실습후기

제 6 장

안위간호 : 체위

앙와위

Supine position

20　　년　　월　　일　　조________ 학번________________이름________________

목 적 :

준비물 : □ 여러 개의 베개 □ 타월 □ 대전자롤 2개 □ 발지지대 □ 손두루마리 2개
□ 손목부목 □ 기타(　　　　)

순서	수 행		이론적 근거	평가		
				0	1	2
1	손을 씻는다.					
2	필요한 물품을 준비한다.					
3	대상자의 이름, 등록번호 등을 개방형으로 질문하여 대상자를 확인하고, 입원팔찌와 대조하여 대상자를 확인한다.					
4	목적과 방법을 설명한다.					
5	침대 머리부분을 낮추고 침대높이를 조절한 후 침상난간을 내린다.					
6	앙와위에서 압박받는 부위를 사정한다.					
7	신체선열을 유지하기 위해 여러 물품을 이용하여 신체부위를 지지한다.					
	7-1	대상자의 머리와 어깨아래에 베개를 대어준다.				
	7-2	요추만곡 아래에 타월이나 목욕수건을 접어서 허리밑에 넣어준다.				
	7-3	무릎에서 발목까지 하지아래에 베개를 놓는다(슬와동맥이 폐색되므로 무릎 바로 아래는 지지하지 않음).				

<table>
<tr><th rowspan="2">순서</th><th colspan="2" rowspan="2">수 행</th><th rowspan="2">이론적 근거</th><th colspan="3">평가</th></tr>
<tr><th>0</th><th>1</th><th>2</th></tr>
<tr><td></td><td>7-4</td><td>편마비 대상자일 경우 마비된 팔의 팔꿈치이하에 베개를 대어준다.</td><td></td><td></td><td></td><td></td></tr>
<tr><td></td><td>7-5</td><td>대퇴부위 옆쪽에 평행하게 대전자 두루마리나 모래주머니를 대어준다. 편마비 대상자일 경우 마비된 쪽 둔부아래에 타월을 접어 대어준다.</td><td></td><td></td><td></td><td></td></tr>
<tr><td></td><td>7-6</td><td>발목밑에 작은 베개를 대어 발뒤꿈치가 들리도록 한다.</td><td></td><td></td><td></td><td></td></tr>
<tr><td></td><td>7-7</td><td>발을 지지하기 위해 발바닥에 발판이나 단단한 베개를 대어 준다.</td><td></td><td></td><td></td><td></td></tr>
<tr><td></td><td>7-8</td><td>대상자의 손에 손두루마리를 쥐어준다. 필요시 손목부목을 사용한다.</td><td></td><td></td><td></td><td></td></tr>
<tr><td>8</td><td colspan="2">침상높이를 조절하고 침상난간을 올려준다.</td><td></td><td></td><td></td><td></td></tr>
<tr><td>지식</td><td colspan="6">① 앙와위에서 압박받는 부위는 어디인가?
② 발지지대를 사용하는 이유는 무엇인가?</td></tr>
<tr><td>태도</td><td colspan="6">복장 : □P □F 실습자세 : □P □F 정보제공 : □P □F</td></tr>
</table>

0 : 전혀 모름 1 : 공부가 더 필요함 2 : 완전히 알고 수행할 수 있음

실습후기

측위
Lateral or side-lying position

20　　년　　월　　일　　조________ 학번______________ 이름______________

목 적 :

준비물 : □ 여러 개의 베개 □ 타월 □ 기타(　　　　　　)

순서	수 행	이론적 근거	평가		
			0	1	2
1	손을 씻는다.				
2	필요한 물품을 준비한다.				
3	대상자의 이름, 등록번호 등을 개방형으로 질문하여 대상자를 확인하고, 입원팔찌와 대조하여 대상자를 확인한다.				
4	목적과 방법을 설명한다.				
5	측위시 대상자가 압박을 받는 부위를 사정한다.				
6	침대 머리부분을 완전히 내리고 침상난간을 내린다.				
7	대상자를 침대가로 이동시킨다.				
8	대상자를 간호사 반대쪽으로 돌려 측위를 취해준다(욕창 발생위험이 있는 대상자는 30° 측와위를 취해준다).				
9	옆으로 누운 자세로 척추가 정상만곡을 유지하고 있는지, 어깨와 둔부로 좋은 자세를 유지하고 있는지 확인한다. 이때 귀, 어깨의 견봉돌기, 전상장골극이 일직선을 유지하고 있는지 확인한다.				
10	신체선열을 유지하기 위해 여러 물품을 이용하여 신체부위를 지지한다.				

<table>
<tr><th rowspan="2">순서</th><th colspan="2" rowspan="2">수 행</th><th rowspan="2">이론적 근거</th><th colspan="3">평가</th></tr>
<tr><th>0</th><th>1</th><th>2</th></tr>
<tr><td rowspan="5"></td><td>10-1</td><td>대상자의 머리와 목밑에 베개를 대어 준다.</td><td></td><td></td><td></td><td></td></tr>
<tr><td>10-2</td><td>가슴 앞부분에 가슴 넓이의 베개를 대 주고 팔을 그 위에 올려서 팔꿈치가 굴곡되도록 한다.</td><td></td><td></td><td></td><td></td></tr>
<tr><td>10-3</td><td>대상자의 등뒤에 베개를 대어 준다.</td><td></td><td></td><td></td><td></td></tr>
<tr><td>10-4</td><td>아래쪽에 위치한 다리는 바로 펴도록 하고 아래쪽 다리의 앞부분에 큰 베개를 대준 다음 그 위에 위쪽 다리의 무릎을 굴곡해서 올려 놓는다. 이 때 베개는 무릎을 굴곡한 다리를 지지할 수 있는 크기여야 한다.</td><td></td><td></td><td></td><td></td></tr>
<tr><td>10-5</td><td>대상자의 어깨와 둔부가 같은 높이로 평행이 되도록 한다.</td><td></td><td></td><td></td><td></td></tr>
<tr><td>11</td><td colspan="2">침상난간을 올려준다.</td><td></td><td></td><td></td><td></td></tr>
<tr><td>지식</td><td colspan="6">① 측위에서 압박받는 부위는 어디인가?
② 신체의 한 쪽 측면에 마비가 있다면 어느 방향으로 측위를 취하는가?</td></tr>
<tr><td>태도</td><td colspan="6">복장 : □P □F 실습자세 : □P □F 정보제공 : □P □F</td></tr>
</table>

0 : 전혀 모름 1 : 공부가 더 필요함 2 : 완전히 알고 수행할 수 있음

실습후기

심스체위

Sim's position

20　년　　월　　일　　조________ 학번______________이름______________

목　적 :

준비물 : □ 여러 개의 베개　□ 타월 □ 모래주머니 □ 손두루마리(필요시) □ 기타(　　　　)

순서	수　행		이론적 근거	평가		
				0	1	2
1	손을 씻는다.					
2	필요한 물품을 준비한다.					
3	대상자의 이름, 등록번호 등을 개방형으로 질문하여 대상자를 확인하고, 입원팔찌와 대조하여 대상자를 확인한다.					
4	목적과 방법을 설명한다.					
5	심스체위시 대상자가 압박을 받는 부위를 사정한다.					
6	침상 머리맡을 완전히 낮추고 침상난간을 내린다.					
7	대상자를 침대가로 이동시킨다.					
8	돌아누울 쪽 대상자의 팔을 신전시키고 간호사의 손을 둔부밑에 넣어 반 복위로 돌린다.					
9	신체선열을 유지하기 위해 여러 물품을 이용하여 신체 부위를 지지한다.					
	9-1	대상자의 머리와 목밑에 베개를 대어준다.				
	9-2	위쪽 팔은 굴곡시키고 베개를 이용하여 어깨높이에서 팔을 지지한다.				

순서	수 행		이론적 근거	평가		
				0	1	2
	9-3	아래쪽 팔은 등뒤에 놓아 눌리지 않게 한다.				
	9-4	필요시 손두루마리를 쥐어준다				
	9-5	베개를 이용하여 가슴, 배, 위쪽 팔을 지지하고 윗 어깨와 둔부가 같은 높이에 있는지 확인한다.				
	9-6	위쪽 다리를 가슴쪽으로 최대한 올려 굴곡시키고 베개를 이용하여 둔부높이로 지지한다.				
	9-7	필요시 발바닥부분을 베개로 지지한다.				
10	침상난간을 올려준다.					
지식	① 심스체위는 어떤 대상자에게 적용할 수 있는가?					
태도	복장 : □P □F 실습자세 : □P □F 정보제공 : □P □F					

0 : 전혀 모름 1 : 공부가 더 필요함 2 : 완전히 알고 수행할 수 있음

실습후기

복위
Prone position

20　년　　월　　일　　조________ 학번________________ 이름________________

목　적 :

준비물 : □ 여러 개의 베개 □ 타월 □ 기타(　　　　　)

순서	수 행		이론적 근거	평가 0	평가 1	평가 2
1	손을 씻는다.					
2	필요한 물품을 준비한다.					
3	대상자의 이름, 등록번호 등을 개방형으로 질문하여 대상자를 확인하고, 입원팔찌와 대조하여 대상자를 확인한다.					
4	목적과 방법을 설명한다.					
5	복위에서 압박을 받는 부위를 사정한다.					
6	신체선열을 유지하기 위해 여러 물품을 이용하여 신체부위를 지지한다.					
	6-1	대상자의 머리를 한편으로 돌리고 낮은 베개를 대어 준다(의식이 없는 경우는 베개를 대주지 않는다).				
	6-2	대상자의 팔을 어깨 높이에서 굴곡시키고 지지한다. 마비된 쪽 팔의 어깨를 외전하고, 팔꿈치는 굴곡시킨다. 손은 침대 머리맡을 향하게 하고 손목 및 손가락은 필요시 손두루마리를 쥐어준다.				

<table>
<tr><th rowspan="2">순서</th><th colspan="2" rowspan="2">수 행</th><th rowspan="2">이론적 근거</th><th colspan="3">평가</th></tr>
<tr><th>0</th><th>1</th><th>2</th></tr>
<tr><td rowspan="2"></td><td>6-3</td><td>대상자의 상복부 횡격막 아래쪽에 작은 베개를 대준다.</td><td></td><td></td><td></td><td></td></tr>
<tr><td>6-4</td><td>무릎 위·아래쪽에 작은 패드를 대준다. 발등 위쪽에 베개를 대주어 발목이 굴곡된 상태를 유지하고 발끝이 침대에 닿지 않게 한다.</td><td></td><td></td><td></td><td></td></tr>
<tr><td>7</td><td colspan="2">침상난간을 올려준다.</td><td></td><td></td><td></td><td></td></tr>
<tr><td>지식</td><td colspan="6">① 복위에서 압박받는 부위는 어디인가?</td></tr>
<tr><td>태도</td><td colspan="6">복장 : □P □F 실습자세 : □P □F 정보제공 : □P □F</td></tr>
</table>

0 : 전혀 모름 1 : 공부가 더 필요함 2 : 완전히 알고 수행할 수 있음

실습후기

좌위
Sitting position

20　년　　월　　일　　조________ 학번________________이름________________

목　적 :

준비물 : □ 여러 개의 베개　□ 타월 □ 발지지대 □ 필요시 핸드롤 □ 기타(　　　　　)

순서	수　행	이론적 근거	평가		
			0	1	2
1	손을 씻는다.				
2	필요한 물품을 준비한다.				
3	대상자의 이름, 등록번호 등을 개방형으로 질문하여 대상자를 확인하고, 입원팔찌와 대조하여 대상자를 확인한다.				
4	목적과 방법을 설명한다.				
5	척추가 정상곡선을 유지하고 머리와 어깨가 일직선이 되도록 한다.				
6	허리를 침대에 잘 대고 있게 작은 패드를 대어준다.				
7	머리에 베개를 대어 준다.				
8	전완의 밑부분에 베개를 대어 주거나 팔을 배위에 올려둔다.				
9	필요하면 손두루마리를 쥐어준다.				
10	무릎을 약간 올려주고 그 밑을 작은 베개로 지지해 준다.				

순서	수 행	이론적 근거	평가		
			0	1	2
지식	① 좌위는 어떤 대상자에게 적용할 수 있는가? ② 좌위에서 압박받는 부위는 어디인가?				
태도	복장 : □P □F　　실습자세 : □P □F　　정보제공 : □P □F				

0 : 전혀 모름 1 : 공부가 더 필요함 2 : 완전히 알고 수행할 수 있음

실습후기

파울러 체위
Fowler's position

20　　년　　월　　일　　조________ 학번________________ 이름________________

목　적 :

준비물 : ☐ 여러 개의 베개　☐ 타월 ☐ 대전자롤 2개 ☐ 기타(　　　　　)

순서		수 행	이론적 근거	평가		
				0	1	2
1		손을 씻는다.				
2		필요한 물품을 준비한다.				
3		대상자의 이름, 등록번호 등을 개방형으로 질문하여 대상자를 확인하고, 입원팔찌와 대조하여 대상자를 확인한다.				
4		목적과 방법을 설명한다.				
5		파울러씨 체위를 취했을 경우 압박받는 부위를 사정한다.				
6		침대머리를 30~45° 올린다.				
7		신체선열을 유지하기 위해 여러 물품을 이용하여 신체부위를 지지한다.				
A. 파울러 체위						
	7-1	대상자의 머리에는 베개를 대지 않거나 낮은 베개를 대어 준다(편마비 대상자의 경우 작은 베개를 머리밑에 대어주어 턱이 약간 앞으로 굴곡되게 한다. 대상자가 완전히 머리조절을 못하면 목의 과신전을 피해야 한다).				

순서	수 행		이론적 근거	평가		
				0	1	2
	7-2	무릎에서 발목까지 하지아래에 베개를 놓는다(무릎 바로 아래는 슬와동맥 폐색때문에 피한다).				
	7-3	대퇴부위 옆쪽에 대전자롤을 놓는다.				
	7-4	허리부위에 작은 베개나 타월을 넣어 준다.				
	7-5	대상자가 상지를 사용하지 못하면 양쪽 팔밑에 베개를 넣어 팔과 손을 지지한다. 필요시 손두루마리를 쥐어 준다.				
	7-6	발을 지지하기 위해 발판이나 베개를 대어 준다.				
	7-7	발목밑에 낮은 베개를 댄다.				
B. 고파울러씨 체위						
	7-1	호흡곤란이 심하면 침대머리를 45~90°로 각도를 높여주고 침상 위 테이블을 놓아서 팔과 머리를 기대도록 한다.				
9	침상난간을 올려준다.					
지식	① 파울러체위는 어떤 대상자에게 적용할 수 있는가?					
태도	복장 : □P □F 실습자세 : □P □F 정보제공 : □P □F					

0 : 전혀 모름 1 : 공부가 더 필요함 2 : 완전히 알고 수행할 수 있음

실습후기

절석위

Lithotomy position

20 년 월 일 조________ 학번________________이름________________

목 적 :

준비물 : □ 목욕담요 □ 기타(   )

순서	수 행	이론적 근거	평가		
			0	1	2
1	손을 씻는다.				
2	필요한 물품을 준비한다.				
3	대상자의 이름, 등록번호 등을 개방형으로 질문하여 대상자를 확인하고, 입원팔찌와 대조하여 대상자를 확인한다.				
4	목적과 방법을 설명한다.				
5	대상자를 진찰대위에 눕게 한다.				
6	둔부와 무릎을 굴곡시키고 양다리를 약간 외전시킨다.				
7	다리와 발목을 지지하고 적절하게 몸을 싸주어 필요한 부위만 노출시킨다.				
지식	① 절석위는 어떤 대상자에게 적용할 수 있는가?				
태도	복장 : □P □F 실습자세 : □P □F 정보제공 : □P □F				

0 : 전혀 모름 1 : 공부가 더 필요함 2 : 완전히 알고 수행할 수 있음

실습후기

배횡와위

Dorsal recumbent position

20 년 월 일 조________ 학번________________이름________________

목 적 :

준비물 : □ 목욕담요 □ 기타( )

순서	수 행	이론적 근거	평가		
			0	1	2
1	손을 씻는다.				
2	필요한 물품을 준비한다.				
3	대상자의 이름, 등록번호 등을 개방형으로 질문하여 대상자를 확인하고, 입원팔찌와 대조하여 대상자를 확인한다.				
4	목적과 방법을 설명하여 대상자의 당혹감을 감소시킨다.				
5	양팔을 머리위로 올린다.				
6	다리를 약간 벌리고 발바닥이 침상에 놓여 지게 무릎을 굽힌다.				
7	다리와 발을 적절하게 싸주어 필요한 부위만 노출시킨다.				
지식	① 배횡와위는 어떤 대상자에게 적용할 수 있는가?				
태도	복장 : □P □F 실습자세 : □P □F 정보제공 : □P □F				

0 : 전혀 모름 1 : 공부가 더 필요함 2 : 완전히 알고 수행할 수 있음

실습후기

제 7 장

활동과 이동 간호

앙와위에서 측위로 체위 변경

Turning a client to the lateral position

20　년　　월　　일　　조________ 학번______________이름______________

목　적 :

준비물 : □ 기타(　　　　　　　　　)

순서	수　행	이론적 근거	평가		
			0	1	2
1	손을 씻는다.				
2	대상자의 이름, 등록번호 등을 개방형으로 질문하여 대상자를 확인하고, 입원팔찌와 대조하여 대상자를 확인한다.				
3	대상자에게 움직이는 방향, 목적, 협조할 사항에 대해 설명한다.				
4	간호사는 대상자가 돌아가는 반대쪽에 침상 높이를 조절하고 서서 침상난간을 내린다.				
5	대상자의 팔은 가슴위에 얹는다.				
6	대상자를 침상가로 옮기기전 간호사의 등은 바로 세우고 무릎을 굽혀 몸을 낮춘 다음, 손을 간호사의 먼 쪽 대상자의 신체 부분밑으로 충분히 밀어넣은 다음 체중을 앞다리에 실었다 뒷다리쪽으로 이동하면서 대상자를 이동한다.				
7	대상자가 침대중앙에 있다면 머리－목을 포함한 어깨, 등의 상부－둔부, 다리 부분을 세차례에 걸쳐서 침대의 한쪽 옆으로 옮긴다.				
8	침상난간을 올린 다음 대상자가 돌아 누울 방향에 선다.				
9	침상난간을 내린다.				

순서	수 행	이론적 근거	평가		
			0	1	2
10	간호사 가까운 쪽 팔은 외전한 다음 손이 머리쪽으로 향하도록 하여 팔꿈치를 굽힌다. 간호사 먼 쪽의 대상자팔은 가슴위에 올려 놓고 간호사와 먼 쪽 다리를 가까운 쪽 다리위에 올려 놓는다.				
11	양쪽 발을 어깨넓이만큼 벌리고 한 발은 다른 발보다 앞에 오도록 체중이 앞발에 실리도록 한다.				
12	간호사의 손을 대상자의 어깨의 견봉부위와 둔부의 전상 장골극부분에 올려 놓은 다음 대상자를 간호사쪽으로 돌린다.				
13	측위에서 적절한 지지를 제공하여 편안하게 해준다.				
지식	① 대상자를 돌리려는 반대편 침상가로 옮기는 이유는 무엇인가?				
태도	복장 : □P □F 실습자세 : □P □F 정보제공 : □P □F				

0 : 전혀 모름 1 : 공부가 더 필요함 2 : 완전히 알고 수행할 수 있음

실습후기

앙와위에서 복위로 체위 변경

Turning a client to the prone position

20　　년　　월　　일　　조________ 학번______________ 이름______________

목　적 :

준비물 : □ 기타(　　　　　　　　)

순서	수　행	이론적 근거	평가		
			0	1	2
1	손을 씻는다.				
2	대상자의 이름, 등록번호 등을 개방형으로 질문하여 대상자를 확인하고, 입원팔찌와 대조하여 대상자를 확인한다.				
3	대상자에게 움직이는 방향, 목적, 협조할 사항에 대해 설명한다.				
4	간호사는 대상자가 돌아가는 반대쪽에 선다.				
5	침상높이를 조절하고 침상난간을 내린다.				
6	대상자 가까이에 서서 어깨 넓이만큼 다리를 벌리고 허리는 똑바로 한 채 무릎을 구부린다.				
7	한 팔은 대상자의 머리와 어깨밑에, 다른팔은 등밑에 넣어서 대상자 가까운 쪽 발에 체중을 실었다가 뒤쪽발로 체중을 이동하면 대상자를 당기며 간호사의 몸을 낮춰서 침대 가장자리로 대상자를 이동한다.				
8	간호사쪽에서 멀리 있는 대상자의 팔을 가슴위로 올리고 같은 쪽 다리는 반대쪽 다리위에 겹쳐 올려놓는다.				
9	간호사는 무릎을 구부리고 한 손을 대상자의 먼 쪽 둔부에 다른 한 손은 대상자의 먼 쪽 어깨에 놓는다.				

순서	수 행	이론적 근거	평가		
			0	1	2
10	간호사쪽으로 대상자의 신체를 돌려 측위를 취해준다.				
11	침상 가장자리에 측위로 누운 자세에서 아래쪽의 팔은 외전한 후 어깨높이에서 손이 침상머리쪽을 향하도록 팔꿈치를 굽히고 위쪽 팔은 팔꿈치를 바로 펴서 몸에 붙인 다음 침대의 중앙부분 즉, 대상자의 배가 닿게 될 부분에 작은 패드를 대준 후 등 뒤에 선다.				
12	대상자를 침상의 중심선에 맞춘다.				
13	대상자의 머리는 옆으로 돌리고 복부와 발목에 타월이나 작은 베개를 대어 지지해 준다.				
지식	① 체위 변경시 대상자의 어떤 반응을 관찰해야 하는가?				
태도	복장 : □P □F 실습자세 : □P □F 정보제공 : □P □F				

0 : 전혀 모름 1 : 공부가 더 필요함 2 : 완전히 알고 수행할 수 있음

실습후기

침대머리 쪽으로 대상자 옮기기(간호사 1인)

Moving a client up in bed(a nurse)

20　　년　　월　　일　　조________ 학번______________이름______________

목　적 :

준비물 : □ 필요시 trapeze □ 기타(　　　　　　　　　　)

순서	수　행	이론적 근거	평가		
			0	1	2
1	손을 씻는다.				
2	대상자의 이름, 등록번호 등을 개방형으로 질문하여 대상자를 확인하고, 입원팔찌와 대조하여 대상자를 확인한다.				
3	대상자에게 이동하는 이유와 도울 수 있는 경우에는 도울 방법에 대해 설명한다.				
4	침대를 수평상태로 하고 침상높이 조절 후 간호사가 서있는 쪽의 침상난간을 내린다.				
5	대상자를 앙와위자세로 한다.				
6	베개를 빼서 침대 머리맡에 가로로 세워 둔다.				
7	침대머리를 향해 서서 발을 침대와 평형 되게 앞뒤로 벌린다.				
8	대상자에게 무릎을 세우고 발바닥을 침대에 붙이라고 한다.				
9	협조가 가능한 대상자라면 양팔로 침상머리난간을 잡도록 할 수 있다.				
10	간호사의 한 팔을 대상자의 어깨밑, 다른 팔은 대퇴밑에 둔다.				
11	대상자에게 목을 가슴쪽으로 굽히라고 한다.				

순서	수 행	이론적 근거	평가		
			0	1	2
12	대상자에게 셋을 셀 때, 발뒤꿈치로 침대를 밀면서 몸통을 들어 올려 침대 머리맡으로 이동하라고 교육한다. 이때 숨을 내쉬도록 한다(발살바 기법을 방지한다).				
13	하나, 둘, 셋 하는 구령과 함께 대상자가 발뒤꿈치로 침대를 밀면서, 몸통을 들어 올릴 때 간호사는 체중을 뒷다리에서 앞다리로 옮기면서 대상자의 이동을 돕는다.				
14	대상자를 적절히 지지하고 편안하게 해준다.				
지식	① 발살바(Valsalva)기법이란 무엇인가? ② 베개를 빼서 침대 머리맡에 가로로 세워두는 이유는 무엇인가?				
태도	복장 : □P □F 실습자세 : □P □F 정보제공 : □P □F				

0 : 전혀 모름 1 : 공부가 더 필요함 2 : 완전히 알고 수행할 수 있음

실습후기

침대머리 쪽으로 대상자 옮기기(간호사 2인)

Moving a client up in bed(Two nurses)

20 년 월 일 조________ 학번______________이름______________

목 적 :

준비물 : □ 반홑이불 □ 기타( )

순서	수 행		이론적 근거	평가		
				0	1	2
1	손을 씻는다.					
2	대상자의 이름, 등록번호 등을 개방형으로 질문하여 대상자를 확인하고, 입원팔찌와 대조하여 대상자를 확인한다.					
3	간호사 2명이 침대 양쪽 편에 선다.					
4	대상자에게 움직이는 방향, 목적, 협조할 사항에 대해 설명한다.					
5	침대를 수평상태로 하고 침상높이를 조절한다.					
6	베개를 빼서 침상머리쪽에 대어준다.					
A. 반홑이불 이용하는 경우						
	7-1	반홑이불을 대상자 어깨에서 대퇴하부까지 넣는다. 대상자의 먼 쪽 어깨와 둔부에 간호사손을 놓고 간호사쪽으로 대상자를 돌리면 반대쪽 간호사가 홑이불을 말아 반을 넣는다. 대상자를 다시 눕히고 반대편 간호사도 같은 동작으로 홑이불을 대상자밑에 넣는다.				
	7-2	대상자를 앙와위자세로 한다.				
	7-3	각 대상자의 어깨와 둔부 가까이에 홑이불을 단단히 모아 쥔다.				

<table>
<tr><th rowspan="2">순서</th><th colspan="2" rowspan="2">수 행</th><th rowspan="2">이론적 근거</th><th colspan="3">평가</th></tr>
<tr><th>0</th><th>1</th><th>2</th></tr>
<tr><td rowspan="5"></td><td>7-4</td><td>발을 앞뒤로 벌리고 침대 머리맡을 향해 선다.</td><td></td><td></td><td></td><td></td></tr>
<tr><td>7-5</td><td>무릎과 고관절은 굴곡한다.</td><td></td><td></td><td></td><td></td></tr>
<tr><td>7-6</td><td>셋을 헤아릴 때 체중을 이동방향의 다리에 옮기면서 대상자를 침대위로 살짝 들어 옮긴다.</td><td></td><td></td><td></td><td></td></tr>
<tr><td>7-7</td><td>홑이불을 넣을 때와 같은 방법으로 홑이불을 뺀다.</td><td></td><td></td><td></td><td></td></tr>
<tr><td>7-8</td><td>대상자를 베개를 베어 주고 적절히 지지하여 편안하게 해준다.</td><td></td><td></td><td></td><td></td></tr>
<tr><td colspan="7">B. 반홑이불을 이용하지 않을 경우</td></tr>
<tr><td rowspan="4"></td><td>7-1</td><td>대상자의 팔을 가슴에 얹도록 한다.</td><td></td><td></td><td></td><td></td></tr>
<tr><td>7-2</td><td>두 명의 간호사가 대상자 양쪽에 다리를 벌리고 마주 서서 무릎을 굽힌다.</td><td></td><td></td><td></td><td></td></tr>
<tr><td>7-3</td><td>대상자의 목부분과 어깨밑에서 두 간호사의 손을 깍지껴서 마주잡고, 다른 손으로 대퇴밑에서 깍지를 껴서 잡는다.</td><td></td><td></td><td></td><td></td></tr>
<tr><td>7-4</td><td>침상머리쪽을 바라보면서 선·후구령을 붙이면서 뒷다리의 체중을 앞다리로 이동하면서 동시에 대상자를 침상머리쪽으로 옮긴다.</td><td></td><td></td><td></td><td></td></tr>
<tr><td>지식</td><td colspan="6">① 침대위로 대상자를 이동시킬 때 반홑이불을 이용하면 어떤 장점이 있는가?</td></tr>
<tr><td>태도</td><td colspan="6">복장 : □P □F 실습자세 : □P □F 정보제공 : □P □F</td></tr>
</table>

0 : 전혀 모름 1 : 공부가 더 필요함 2 : 완전히 알고 수행할 수 있음

실습후기

침상가로 대상자 옮기기

Moving a client to the side of the bed

20 년 월 일 조________ 학번______________이름______________

목 적 :

준비물 : □ 특별히 필요한 물품은 없음

순서	수 행	이론적 근거	평가		
			0	1	2
1	손을 씻는다.				
2	대상자의 이름, 등록번호 등을 개방형으로 질문하여 대상자를 확인하고, 입원팔찌와 대조하여 대상자를 확인한다.				
3	대상자에게 이동하는 이유와 협조에 사항에 대해 설명한다.				
4	대상자의 침상을 수평으로 유지하고 침상높이를 조절한다.				
5	간호사는 대상자를 움직이는 방향쪽에 서서 침상난간을 내린다.				
6	대상자의 가슴위에 양손을 올려 놓는다.				
7	간호사는 대상자 가까이 서서, 등을 세우고 발을 넓게 벌려 한 발을 앞으로 내밀고 무릎을 구부려 몸을 앞으로 숙이고 앞쪽 발에 체중을 싣는다.				
8	대상자 머리가 간호사의 전박에 오도록 한 손을 대상자의 먼 쪽 어깨까지 넣고 다른 손은 먼 쪽 대상자 허리까지 넣는다.				
9	대상자의 머리, 어깨, 가슴을 간호사쪽으로 잡아 당긴다. 이때 체중은 앞쪽 발에서 뒤쪽발로 옮긴다.				

순서	수 행	이론적 근거	평가		
			0	1	2
10	둔부를 움직이기 위해 간호사의 한 팔은 대상자의 먼 쪽 허리까지 넣고, 다른 팔은 대퇴에 넣은 후 간호사쪽으로 잡아 당긴다.				
11	다리와 발을 움직이기 위해 간호사의 한 팔은 대상자의 대퇴에 넣고, 다른 팔은 다리에 넣은 후 간호사쪽으로 잡아 당긴다.				
12	신체선열을 유지 시키고 침상높이를 조절한 후 침상난간을 올린다.				
지식	① 대상자를 침상가로 옮길 때 간호사가 다리를 벌리고 몸을 앞으로 숙이는 이유는 무엇인가?				
태도	복장 : □P □F 실습자세 : □P □F 정보제공 : □P □F				

0 : 전혀 모름 1 : 공부가 더 필요함 2 : 완전히 알고 수행할 수 있음

실습후기

대상자를 침상가에 앉히기
Assisting the client to sit on the side of the bed(Dangling)

20　년　　월　　일　　조________ 학번______________ 이름______________

목　적 :

준비물 : □ 특별히 필요한 물품은 없음

순서	수　행	이론적 근거	평가		
			0	1	2
1	손을 씻는다.				
2	대상자의 이름, 등록번호 등을 개방형으로 질문하여 대상자를 확인하고, 입원팔찌와 대조하여 대상자를 확인한다.				
3	대상자에게 이동하는 이유와 협조에 사항에 대해 설명한다.				
4	간호사는 대상자의 둔부위치에 선 후 양쪽 발을 넓게 벌리고 침상머리를 쪽을 향해 선다.				
5	침대머리를 조절하고 침상머리를 천천히 위로 끝까지 올린다.				
6	대상자의 발과 하지를 침대 가장자리에 위치하게 한다.				
7	간호사는 대상자 가까이에 서서 한쪽다리는 앞으로 다른 다리는 뒤쪽으로 위치한 후 신체를 대상자쪽으로 기울이고 고관절, 무릎, 발목을 구부린다.				
8	간호사의 한 팔은 대상자의 어깨밑에 넣고 다른 팔은 대상자의 대퇴아래 양쪽 무릎 가까이에 둔다.				

<table>
<tr><th rowspan="2">순서</th><th rowspan="2">수 행</th><th rowspan="2">이론적 근거</th><th colspan="3">평가</th></tr>
<tr><th>0</th><th>1</th><th>2</th></tr>
<tr><td>9</td><td>대상자의 대퇴를 약간 들고 발과 다리를 간호사 쪽으로 끌어 당기는 동안 어깨를 잡은 팔은 대상자를 일으킨다. 이 때 간호사의 한 발을 축으로 해서 몸을 약간 돌린다.</td><td></td><td></td><td></td><td></td></tr>
<tr><td>10</td><td>대상자가 균형을 잘 잡고 편안해질 때까지 대상자를 지지한다.</td><td></td><td></td><td></td><td></td></tr>
<tr><td>지식</td><td colspan="5">① 침대가에 앉도록 한 후 즉시 사정해야 할 것은 무엇인가?</td></tr>
<tr><td>태도</td><td colspan="5">복장 : □P □F 실습자세 : □P □F 정보제공 : □P □F</td></tr>
</table>

0 : 전혀 모름 1 : 공부가 더 필요함 2 : 완전히 알고 수행할 수 있음

실습후기

대상자의 둔부 들어올리기

Lifting the client's hip up

20　년　　월　　일　　조________ 학번______________이름______________

목 적 :

준비물 : ☐ 필요에 따라 변기 ☐ 양털패드 ☐ 기타(　　　　　)

순서	수 행	이론적 근거	평가		
			0	1	2
1	손을 씻는다.				
2	필요한 물품을 준비한다.				
3	목적과 방법을 설명한다.				
4	간호사는 발을 넓게 벌리고 대상자의 둔부위치에 선다.				
5	대상자의 무릎을 구부려 발바닥이 완전히 침요에 닿도록 한다.				
6	대상자의 팔꿈치를 약간 구부려 몸에 붙이고 손바닥은 침상바닥에 대고 바닥을 밀 준비를 한다.				
7	간호사는 손바닥을 위로 향하게 하여 전박과 손을 대상자의 천골밑에 넣는다. 팔꿈치는 침요에 고정시킨다.				
8	간호사는 무릎을 구부려 자신의 둔부를 낮추고 구령에 맞추어 대상자의 둔부를 들어 올린다.				
9	간호사의 반대쪽 손으로 필요한 물품을 대상자의 둔부밑으로 제공한다.				
지식	① '대상자의 둔부 들어 올리기'는 어느 경우에 적용할 수 있는가?				
태도	복장 : ☐P ☐F　　실습자세 : ☐P ☐F　　정보제공 : ☐P ☐F				

0 : 전혀 모름　1 : 공부가 더 필요함　2 : 완전히 알고 수행할 수 있음

침대에서 팔걸이 없는 의자로 옮겨 앉히기
Transferring between bed and chair

20　년　　월　　일　　조________ 학번______________ 이름______________

목　적 :

준비물 : □ 바닥에 미끄러지지 않는 신발　□ 이동(보행)벨트　□ 대상자가 필요로 하는 의자
□ 이동용 변기　□ 미끄럼판　□ 기타(　　　　　　　　)

순서	수　행	이론적 근거	자가 평가		
			0	1	2
1	손을 씻는다.				
2	대상자의 이름, 등록번호 등을 개방형으로 질문하여 대상자를 확인하고, 입원팔찌와 대조하여 대상자를 확인한다.				
3	필요한 물품을 준비한다.				
4	대상자를 확인하고 대상자에게 이동하는 이유를 설명한다.				
5	대상자를 침상가에 앉도록 돕는다. 의자는 대상자의 건강한 쪽에 두되 침상과 45~90°에 위치시킨다.				
6	보행벨트를 대상자의 배에 매거나 기타 보조기를 사용한다.				
7	대상자가 미끄러지지 않도록 신을 신겨 주고, 대상자의 강한 다리를 앞쪽에, 약한 다리를 뒤쪽에 둔다.				
8	허리를 펴고 고관절과 무릎을 굽히면서 대상자의 옆구리 뒤쪽의 보행벨트를 잡는다. 보행벨트가 없는 경우 대상자의 겨드랑이 아래쪽을 잡는다. 대상자는 몸을 앞으로 기울이고 간호사의 어깨를 잡는다.				

순서	수 행	이론적 근거	평가		
			0	1	2
9	구령에 맞추어, 고관절과 무릎을 피면서 대상자를 일으켜 세운 뒤, 대상자의 강한 다리를 간호사의 무릎으로 지지하면서 한쪽 발을 축으로 대상자를 의자쪽으로 돌려 세운다.				
10	대상자에게 의자에 천천히 앉도록 지시하면서 서서히 대상자와 함께 고관절과 무릎을 굽혀 자세를 낮춘다.				
11	대상자가 의자에서 적절한 신체선열을 이루도록 자세를 교정한다.(마비된 팔은 무릎용 널판 위에 올려놓거나 삼각건을 이용하여 지지한다.)				
지식	① 보행벨트를 사용하는 이유는 무엇인가?				
태도	복장 : □P □F　　실습자세 : □P □F　　정보제공 : □P □F				

0 : 전혀 모름 1 : 공부가 더 필요함 2 : 완전히 알고 수행할 수 있음

실습후기

침대에서 휠체어에 앉히기

Transferring between bed and wheelchair

20 년 월 일 조________ 학번______________이름______________

목 적 :

준비물 : □ 바닥에 미끄러지지 않는 신발 □ 이동(보행)벨트
□ 대상자가 필요로 하는 휠체어 □ 미끄럼 판 □ 기타( )

순서	수 행	이론적 근거	자가 평가		
			0	1	2
1	손을 씻는다.				
2	대상자의 이름, 등록번호 등을 개방형으로 질문하여 대상자를 확인하고, 입원팔찌와 대조하여 대상자를 확인한다.				
3	필요한 물품을 준비한다.				
4	대상자를 확인하고 대상자에게 이동하는 이유를 설명한다.				
5	침상높이를 조절하고 침상난간을 내린다.				
6	대상자를 침대가에 앉도록 돕는다.				
7	휠체어는 침대발치쪽을 향하도록 해서 침대 가까이에 나란하게 두고 바퀴는 잠근다. 발판은 제쳐둔다.				
8	미끄럼판은 대상자 둔부밑에서 휠체어의 침대 가까운 쪽 팔걸이사이에 걸쳐둔다.				
9	한 명의 간호사는 대상자의 뒤쪽에서 양 옆구리를 지지하고 다른 간호사는 대상자의 앞쪽에서 두 무릎을 감싸 앉는다.				
10	구령에 맞춰 미끄럼판 위로 가볍게 밀어 내린다.				
11	발판을 바로 해서 발을 지지해준다.				

<table>
<tr><th rowspan="2">순서</th><th rowspan="2">수 행</th><th rowspan="2">이론적 근거</th><th colspan="3">평가</th></tr>
<tr><th>0</th><th>1</th><th>2</th></tr>
<tr><td>지식</td><td colspan="5">① 휠체어에 앉힐 때 가장 주의해야 할 점은 무엇인가?</td></tr>
<tr><td>태도</td><td colspan="5">복장 : □P □F 실습자세 : □P □F 정보제공 : □P □F</td></tr>
</table>

0 : 전혀 모름 1 : 공부가 더 필요함 2 : 완전히 알고 수행할 수 있음

실습후기

침대에서 운반차로 이동하기

Transferring between bed and stretcher

20　　년　　월　　일　　조________ 학번______________이름______________

목　적 :

준비물 : ☐ 운반차　☐ 홑이불　☐ 운반자 3인 ☐ 기계를 이용할 경우(mechanical lift)
☐ 미끄럼판　☐ 기타(　　　　　　　　　　)

순서	수　행	이론적 근거	평가 0	평가 1	평가 2
1	손을 씻는다.				
2	대상자의 이름, 등록번호 등을 개방형으로 질문하여 대상자를 확인하고, 입원팔찌와 대조하여 대상자를 확인한다.				
3	필요한 물품을 준비한다.				
4	대상자를 확인하고 대상자에게 목적과 절차에 대해 설명한다.				
5	침대에서 운반차로 이동하는 것을 돕는다.				
A. 침대에서 운반차로 이동하는 것 돕기					
5-1	운반차를 침대에 나란히 붙여 놓고 바퀴를 잠근다(운반차의 높이는 침대보다 약간 낮도록 한다).				
5-2	침대 가장자리로 대상자를 옮기고 무릎을 세우라고 한다.				
5-3	고개를 숙이게 하고 가슴위에 팔을 둔다.				
5-4	대상자의 아래에 있는 홑이불을 단단하게 말아 당긴다.				

순서	수 행		이론적 근거	평가		
				0	1	2
	5-5	고관절을 구부리고 운반차위로 대상자 아래에 있는 홑이불을 동시에 당긴다.				
	5-6	대상자의 신체선열을 유지한다.				
B. 3인 이동법						
	5-1	침대높이를 운반차높이와 맞추고 운반차를 침상발치와 직각으로 놓고 움직이지 않도록 바퀴를 고정한다.				
	5-2	3명의 간호사들은 침상옆에 선다. 가장 큰 사람은 대상자의 어깨옆에, 가장 힘이 센 사람은 대상자의 둔부에 선다.				
	5-3	간호사는 한 발을 앞으로 내밀고 발을 어깨넓이로 벌린다.				
	5-4	대상자의 팔을 가슴에 올려 놓도록 한다.				
	5-5	간호사들은 대상자의 머리와 목부분과 어깨, 엉덩이와 허벅지, 다리를 각각 잡는다.				
	5-6	팔을 대상자아래 침대바닥 깊숙이 집어 넣는다. 깊숙이 집어 넣은 손으로 대상자를 돌려서 간호사 몸가까이로 감싸 앉는다.				
	5-7	구령에 간호사의 체중을 뒷발에 두면서 대상자를 들어 올린 후 이동한다.				
	5-8	간호사들의 엉덩이와 무릎을 굽혀서 팔꿈치가 운반차에 닿을 정도의 높이에서 대상자를 운반차의 중심에 조심스럽게 내려 놓는다.				
	5-9	대상자의 신체선열을 유지하고 담요를 덮어주고 운반차의 난간을 올려준다.				

순서	수 행		이론적 근거	평가		
				0	1	2
6	운반차에서 침대로 이동하는 것을 돕는다.					
	6-1	운반차를 침대에 나란히 붙여 놓고 바퀴를 고정한다(운반차의 높이는 침대보다 약간 높도록 한다).				
	6-2	침상높이를 운반차높이와 맞추고 침상머리가 올려져 있을 경우에는 침상머리를 내리고 침상난간을 내린다.				
	6-3	간호사 및 보조자 2~4명이 침대와 운반차 양쪽편에 선다. 운반차 쪽에 선 간호사는 운반차가 침대에서 분리되지 않도록 침대쪽으로 민다.				
	6-4	대상자의 밑에 있는 홑이불을 대상자 신체 바로 옆까지 말아 쥔다. 간호사가 2명일 때는 한 손은 대상자의 귀옆, 다른 한 손은 대퇴상부 부분에서 홑이불을 잡는다.				
	6-5	침대쪽에 서 있는 보조자는 침대 중앙에 올라가 무릎을 꿇고 앉는다.				
	6-6	구령에 맞춰 대상자를 약간 들어서 침대가로 이동시킨다.				
	6-7	침대쪽에 있는 보조자는 신속하게 침대 밑에 내려서면서 침대쪽의 홑이불을 받아 쥔다.				
	6-8	운반차쪽 간호사는 운반차를 밀어내고 홑이불을 받아 쥔다. 침대쪽 보호자도 홑이불을 쥔다.				
	6-9	구령에 맞춰 대상자를 침대 중앙에 눕힌다.				
	6-10	한 명의 간호사가 대상자의 반대편 어깨와 둔부를 잡고 약간 돌릴 때 반대편에 서 있는 간호사는 홑이불을 신속하게 대상자 몸 밑에 밀어 넣은 후 대상자를 자신쪽으로 돌린다. 다른 간호사는 홑이불을 신속하게 제거한다.				
	6-11	대상자를 앙와위로 눕히고 바른 신체선열을 이루도록 한다.				

<table>
<tr><th rowspan="2">순서</th><th rowspan="2">수 행</th><th rowspan="2">이론적 근거</th><th colspan="3">평가</th></tr>
<tr><th>0</th><th>1</th><th>2</th></tr>
<tr><td>지식</td><td colspan="5">① 홑이불을 이용할 때 이점은 무엇인가?</td></tr>
<tr><td>태도</td><td colspan="5">복장 : □P □F　　실습자세 : □P □F　　정보제공 : □P □F</td></tr>
</table>

0 : 전혀 모름 1 : 공부가 더 필요함 2 : 완전히 알고 수행할 수 있음

실습후기

보행돕기

Assisting the client to ambulate

20　　년　　월　　일　　조________ 학번______________ 이름______________

목　적 :

준비물 : □ 대상자가 불안정한 경우 보행벨트
□ 대상자에게 휴식이 필요한 경우 의자나 휠체어 □ 기타(　　　　　　)

<table>
<tr><th rowspan="2">순서</th><th rowspan="2" colspan="2">수 행</th><th rowspan="2">이론적 근거</th><th colspan="3">평가</th></tr>
<tr><th>0</th><th>1</th><th>2</th></tr>
<tr><td>1</td><td colspan="2">손을 씻는다.</td><td></td><td></td><td></td><td></td></tr>
<tr><td>2</td><td colspan="2">대상자의 이름, 등록번호 등을 개방형으로 질문하여 대상자를 확인하고, 입원팔찌와 대조하여 대상자를 확인한다.</td><td></td><td></td><td></td><td></td></tr>
<tr><td>3</td><td colspan="2">보행의 목적을 설명한다.</td><td></td><td></td><td></td><td></td></tr>
<tr><td>3</td><td colspan="2">대상자가 일어서기전에 침상가에 앉아 1~2분간 휴식을 취한다. 일어선 후에는 움직이기전에 1~2분간 정지한다. 보행전에 안정된 자세를 취할 여유를 준다.</td><td></td><td></td><td></td><td></td></tr>
<tr><td>4</td><td colspan="2">대상자가 안정성이 없으면 보행벨트를 사용하여 일어선 자세에서 대상자의 보행을 보조하며 균형을 관찰한다.</td><td></td><td></td><td></td><td></td></tr>
<tr><td colspan="7">A. 1명의 간호사가 돕는 경우</td></tr>
<tr><td rowspan="2"></td><td>5-1</td><td>간호사는 대상자의 약한 쪽에 서서 지지한다. 보조기(지팡이, 보행기)를 사용하면 대상자의 약한쪽에 선다.</td><td></td><td></td><td></td><td></td></tr>
<tr><td>5-2</td><td>간호사는 대상자옆에 서서 대상자 가까이에 있는 팔로 대상자의 허리를 껴안듯이 잡고 반대편 팔로는 간호사 어깨위에 있는 대상자 팔을 잡는다.</td><td></td><td></td><td></td><td></td></tr>
</table>

순서	수 행		이론적 근거	평가		
				0	1	2
	5-3	간호사와 대상자는 서로 반대편 발을 앞으로 해서 보행을 쉽게 한다.				
	5-4	발을 맞추어 걸으며 약한 쪽 다리가 먼저 앞으로 나가도록 한다.				
B. 2명의 간호사가 돕는 경우						
	5-1	두 명의 간호사가 각기 대상자의 옆에 서서 대상자 가까이 있는 팔로 대상자의 허리를 껴안듯이 잡고 반대편 팔로는 간호사 어깨위에 있는 대상자의 팔을 잡는다.				
	5-2	간호사와 대상자는 양옆에 선 발을 서로 앞으로 내디디며 발을 맞추어 걷는다.				
6	몇걸음 걸어보고 대상자의 힘과 균형을 사정한다.					
7	대상자가 기력이 없거나 어지럽다고 호소하면 가장 가까운 의자나 침대에 앉힌다.					
8	보행하다가 대상자가 쓰러지려고 하면 양팔로 대상자의 허리를 안고 다리를 벌리고 선다. 다리를 뻗힌 채 대상자를 바닥에 미끄러지듯 눕히면서, 무릎을 굽히고 신체를 낮춘다.					
9	점차 보행거리를 늘린다.					
지식	① 보행벨트를 사용하는 이유는 무엇인가?					
태도	복장 : □P □F 실습자세 : □P □F 정보제공 : □P □F					

0 : 전혀 모름 1 : 공부가 더 필요함 2 : 완전히 알고 수행할 수 있음

실습후기

목발 보행돕기

Assisting the client to ambulate with crutch

20 년 월 일 조________ 학번________________이름________________

목 적 :

준비물 : ☐ 목발 ☐ 기타( )

순서	수 행	이론적 근거	평가		
			0	1	2
A. 4점 보행(four point gait)					
1	삼각위치(tripod position)에서 시작한다. 목발은 각 발의 전방 15cm 바깥쪽 15cm 지점에 둔다. 체중은 액와부위가 아니라 손에 둔다.				
2	우측 목발을 10~15cm 정도 전방으로 움직인다.				
3	좌측 발을 10~15cm 전방으로 옮긴다.				
4	좌측 목발을 우측 목발 위치까지 전방으로 옮긴다.				
5	우측 발을 10~15cm 전방으로 옮긴다.				
6	반복한다.				
B. 3점보행(three point gait)					
1	삼각위치에서 시작한다.				
2	양쪽 목발과 아픈 다리를 전방으로 이동한다.				
3	건강한 다리를 전방으로 이동한다.				
4	반복한다.				

순서	수 행	이론적 근거	평가		
			0	1	2
C. 2점 보행(two point gait)					
1	삼각위치에서 시작한다.				
2	왼쪽 목발과 오른쪽 발을 전방으로 이동한다.				
3	오른쪽 목발과 왼쪽 발을 전방으로 이동한다.				
4	반복한다.				
D. Swing to gait					
1	삼각위치에서 시작한다.				
2	양쪽 목발을 전방으로 이동한다.				
3	양다리를 들어서 목발까지 옮긴다.				
4	반복한다.				
E. Swing-through gait					
1	삼각위치에 선다.				
2	양쪽 목발을 전방으로 옮긴다.				
3	양발은 목발을 지나서 앞으로 옮긴다.				
F. 목발로 계단 오르기					
1	삼각위치에 시작한다.				
2	건강한 다리를 위쪽 계단 위쪽에 올려 체중을 지탱한다.				
3	목발을 위쪽 계단의 건강한 다리 옆에 나란히 둔다.				
4	약한 쪽 다리를 위쪽 계단에 올린다.				
5	반복한다.				

순서	수 행	이론적 근거	평가		
			0	1	2
G. 목발로 계단 내려가기					
1	삼각위치에서 시작한다.				
2	건강한 다리에 체중을 이동한다.				
3	목발과 약한 다리를 아래계단으로 옮기고 체중을 목발에 이동한다.				
4	건강한 다리로 아래계단의 목발까지 내려온다.				
5	반복한다.				
지식	① 환자에게 적절한 목발길이는 어떻게 측정하는가?				
태도	복장 : □P □F 실습자세 : □P □F 정보제공 : □P □F				

0 : 전혀 모름 1 : 공부가 더 필요함 2 : 완전히 알고 수행할 수 있음

실습후기

보행기를 이용한 보행돕기
Using walkers for walking

20　년　　월　　일　　조________ 학번________________이름________________

목　적 :

준비물 : □ 보행기 □ 기타(　　　　　　　　　　　　　)

순서	수　행	이론적 근거	평가		
			0	1	2
1	대상자에게 보행의 목적을 설명한다.				
2	대상자의 곁에 서서 한 쪽 팔로 안정되게 대상자의 허리를 감싸 지지해 주고 다른 팔로는 손을 잡고 인도한다.				
3	가능한 허리를 편 자세를 유지하면서 앞을 보면서 걷게 한다.				
4	발을 질질 끌지 말고 발을 들어 걸음을 옮겨 보행기 쪽으로 안전하게 가도록 돕는다.				
5	대상자가 보행기의 앞쪽에 서서 보행기의 양쪽 옆의 손잡이를 잡게 한다.				
6	바닥에 보행기의 네 발이 모두 안정되게 닿아 있을 때 보행기안으로 몸이 들어 가도록한다.				
7	바닥에 보행기의 네 발이 모두 닿는 것을 확인하면서 보행기를 앞으로 15cm 정도 밀어 이동하게 한다.				
8	한 발을 들어 앞으로 15cm 정도 걸음을 옮기고 그 발까지 나머지발을 들어 옮기도록 한다.				
9	걷는 동안 6~7번 과정을 반복한다.				

<table>
<tr><th rowspan="2">순서</th><th rowspan="2">수 행</th><th rowspan="2">이론적 근거</th><th colspan="3">평가</th></tr>
<tr><th>0</th><th>1</th><th>2</th></tr>
<tr><td>지식</td><td colspan="5">① 적절한 보행기의 높이는 어떻게 되는가?</td></tr>
<tr><td>태도</td><td colspan="5">복장 : □P □F 실습자세 : □P □F 정보제공 : □P □F</td></tr>
</table>

0 : 전혀 모름 1 : 공부가 더 필요함 2 : 완전히 알고 수행할 수 있음

실습후기

관절가동범위 운동(능동운동)

ROM exercise(active)

20　년　월　일　조________ 학번______________ 이름______________

목　적 :

준비물 : □ 특별한 것 없음

순서	수　행	이론적 근거	평가		
			0	1	2
1	손을 씻는다.				
2	대상자의 이름, 등록번호 등을 개방형으로 질문하여 대상자를 확인하고, 입원팔찌와 대조하여 대상자를 확인하고, 대상자에게 목적과 방법을 설명한다.				
3	편안한 자세로 선다.				
4	다음 일련의 순서에 따라 운동을 시작한다. 각 동작은 5회 반복한다.				
5	**목** : 차축 관절(Pivot Joint) 굴곡 45° 신전 45° 과신전 45° 측굴곡 45° 회전 : 정중선에서 90° 순환 360°				
6	**어깨** : 절구 관절(Ball and Socket Joint) 굴곡 180° 신전 180° 과신전 45~60° 외전 180° 내전 230° 내회전 90° 외회전 90° 순환 360°				

순서	수 행	이론적 근거	평가		
			0	1	2
7	**팔꿈치** : 경첩 관절(Hinge Joint) 굴곡 150° 신전 150° 과신전 160~170° 회외 70~80° 회내 70~90°				
8	**손목** : 과상 관절(Condyloid Joint) 굴곡 80~90° 신전 80~90° 과신전 30~60° 척측굴곡(내전) : 70~90° 요측굴곡(외전) : 0~20°				
9	**손과 손가락** : 중수관절·절골관절 －접번관절(Hinge Joint), 과상관절(Condyloid Joint) 굴곡 90° 신전 90° 과신전 30~60° 외전 30° 내전 30°				
10	**엄지손가락** : 안장관절(Saddle Joint) 굴곡 90° 신전 90° 외전 30° 내전 30°				
11	**고관절** : 절구관절(Ball and Socket Joint) 굴곡 무릎을 편 채 90° 신전 90°~120° 과신전 30~50° 외전 45°~50 내전 20~30° 내회전 90° 외회전 90° 순환 360°				
12	**무릎** : 경첩관절(Hinge Joint) 굴곡 120~130° 신전 120~130°				

<table>
<tr><th rowspan="2">순서</th><th rowspan="2">수 행</th><th rowspan="2">이론적 근거</th><th colspan="3">평가</th></tr>
<tr><th>0</th><th>1</th><th>2</th></tr>
<tr><td>13</td><td>발목 : 경첩관절(Hinge Joint)
신전(족저굴곡) 45~50°
굴곡(족배굴곡) 20°
외번 5°
내번 5°</td><td></td><td></td><td></td><td></td></tr>
<tr><td>14</td><td>발과 발가락 :
절골간관절
－경첩관절(Hinge Joint)
중족절골간관절
－경첩관절(Hinge Joint)
거골간관절
－활주관절(arthnodial articulation)
굴곡 35~60°
신전 35~60°
외전 0~15°
내전 0~15°</td><td></td><td></td><td></td><td></td></tr>
<tr><td>15</td><td>몸통 : 활주관절(arthnodial articulation)
굴곡 70~90°
신전 70~90°
과신전 20~30
측굴곡 : 각 측면에 35°
회전 : 30~45°</td><td></td><td></td><td></td><td></td></tr>
<tr><td>지식</td><td colspan="5">① 관절가동범위 운동 : 능동운동의 목적을 쓰시오.</td></tr>
<tr><td>태도</td><td colspan="5">복장 : □P □F 실습자세 : □P □F 정보제공 : □P □F</td></tr>
</table>

0 : 전혀 모름 1 : 공부가 더 필요함 2 : 완전히 알고 수행할 수 있음

실습후기

관절가동범위 운동(수동운동)

ROM exercise(passive)

20　년　월　일　조________ 학번________________이름________________

목　적 :

준비물 : □ 목욕담요

순서	수　행	이론적 근거	평가		
			0	1	2
1	손을 씻는다.				
2	대상자의 이름, 등록번호 등을 개방형으로 질문하여 대상자를 확인하고, 입원팔찌와 대조하여 대상자를 확인하고, 대상자에게 목적과 방법을 설명한다.				
3	대상자를 확인하고 목적과 절차에 대해 설명한다.				
4	대상자를 앙와위로 편하게 눕히고 운동할 사지만 노출한다.				
5	침대를 높이를 조절하고 상승시키고 운동하는 관절이 있는 침대가에 서서 침상난간을 내린다.				
6	머리부터 시작하여 신체의 한 쪽으로 내려 가면서 ROM운동을 실시하고 반대쪽으로 가서 다시 실행한다.				
7	운동하는 동안 관절근처의 원위부와 근위부를 지지한다. 사지의 원위부는 손을 컵모양으로 해서 받쳐 안듯이 손을 컵 모양으로 하여 관절을 지지한다.				
8	대상자에게 수행할 운동을 시행전 설명한 후 다음 일련의 순서에 따라 운동을 시행한다. 각 동작은 3~5회 반복하고 동작후에는 체위가 원상태로 되돌아 오도록 한다. 이 때, 대상자가 불편을 호소하거나 저항감 또는 근육경련이 있으면 중단한다.				

<table>
<tr><th rowspan="2">순서</th><th rowspan="2" colspan="2">수 행</th><th rowspan="2">이론적 근거</th><th colspan="3">평가</th></tr>
<tr><th>0</th><th>1</th><th>2</th></tr>
<tr><td>9</td><td colspan="2">운동을 하는 동안 관절의 운동범위를 사정한다.</td><td></td><td></td><td></td><td></td></tr>
<tr><td colspan="7">A. 머리와 목</td></tr>
<tr><td></td><td>9-1</td><td>간호사의 한 손은 목뒤를 받쳐주고 한 손은 턱을 받친 다음 턱이 가슴에 닿도록 머리를 앞으로 구부렸다 원래 상태로 돌린다.</td><td></td><td></td><td></td><td></td></tr>
<tr><td></td><td>9-2</td><td>대상자의 머리를 지지한 채 앞을 똑바로 보게 하고 볼에 간호사의 손을 대고 귀가 어깨에 거의 닿도록 머리를 옆쪽으로 기울인다.</td><td></td><td></td><td></td><td></td></tr>
<tr><td></td><td>9-3</td><td>간호사의 손으로 대상자의 양 볼을 지지면서 대상자의 턱이 어깨위에 닿도록 머리를 옆으로 돌린다.</td><td></td><td></td><td></td><td></td></tr>
<tr><td colspan="7">B. 어깨</td></tr>
<tr><td></td><td>9-1</td><td>한 손은 대상자의 팔꿈치아래, 한 손은 대상자손목을 잡고 팔을 머리위쪽으로 뻗은 후 그대로 팔을 몸 옆으로 내린다.</td><td></td><td></td><td></td><td></td></tr>
<tr><td></td><td>9-2</td><td>대상자의 팔을 신체로 부터 멀어지게 쭉 폈다가 신체중심부로 가져온다.</td><td></td><td></td><td></td><td></td></tr>
<tr><td></td><td>9-3</td><td>팔꿈치를 어깨만큼 벌려 직각이 되게 하고 팔을 움직여 손바닥이 위로 오게 한 후(손등이 침대에 닿음) 손바닥이 침대에 닿도록 한다.</td><td></td><td></td><td></td><td></td></tr>
<tr><td colspan="7">C. 팔꿈치</td></tr>
<tr><td></td><td>9-1</td><td>대상자의 옆에 팔을 놓은 상태에서 한 손으로 대상자의 팔꿈치를 지지하고 다른 손으로 대상자의 손목을 잡아 전완을 어깨쪽으로 구부리고 다시 편다.</td><td></td><td></td><td></td><td></td></tr>
<tr><td></td><td>9-2</td><td>대상자의 손을 악수하듯이 잡고 전박만을 움직이도록 유의하여 손바닥이 위로 오게 했다가 아래로 향하게 한다.</td><td></td><td></td><td></td><td></td></tr>
</table>

순서		수 행	이론적 근거	평가		
				0	1	2
D. 손목						
	9-1	한 손은 대상자의 손목을 잡고 다른 손은 대상자의 손바닥을 잡아 손목을 구부리고 전박과 일직선으로 펴고 손 등쪽으로 과신전한다.				
	9-2	손목을 엄지쪽으로 구부린 후 새끼손가락 방향으로 구부린다.				
	9-3	손목을 한 방향으로 원을 그리며 돌린 후 다른 방향으로 원을 그리며 돌린다.				
E. 손가락						
	9-1	한 손은 대상자의 손등에 놓고 다른 손은 손목을 지지하고 주먹을 쥐도록 한 후 손가락을 펴게 한다.				
	9-2	한 손은 손목을 잡고 다른 손을 손가락에 깍지를 끼어 손가락이 벌어지게 한 후 다시 대상자의 손을 모아 쥔다.				
	9-3	손목을 지지하며 각 손가락을 엄지의 끝과 접촉시킨다.				
	9-4	손목을 지지하며 엄지손가락을 한 방향으로, 또 다른 방향으로 원을 그리며 돌린다.				
F. 고관절과 무릎						
	9-1	한 손은 무릎밑에 대고 다른 손은 발꿈치에 놓고 무릎을 가슴을 향해 굽히고 다시 원위치로 가져간다.				
	9-2	한 손은 대상자의 무릎밑에 다른 한 손을 발목밑에 놓고 다리를 바깥쪽으로 움직였다가 제자리에 놓고 다시 반대편 다리위로 놓는다.				
	9-3	한 손은 대상자의 무릎위에 다른손은 발목아래두고 이를 지지하면서 다리를 안쪽으로 돌린 후 바깥쪽으로 돌린다.				

순서	수 행		이론적 근거	평가		
				0	1	2
G. 발목						
	9-1	간호사의 손으로 발뒷꿈치를 받치고 간호사의 전박을 대상자의 발바닥에 댄 후 다른 손은 무릎 아래를 지지하고 발바닥을 다리 쪽으로 민다.				
	9-2	한 손은 대상자의 발등위에 놓고 다른 한손은 대상자의 뒤꿈치아래를 감싸 쥐며, 대상자의 발등을 잡고 발바닥쪽으로 민다.				
	9-3	발꿈치를 손으로 받치고 다른 손으로 발의 끝부분을 잡아 중심선 쪽으로 발바닥을 돌리고 원위치 한 후 발을 중심선에서 바깥쪽으로 돌린다.				
	9-4	발목을 손으로 잡고 다른 손으로 발끝을 잡아 원을 그리며 발목을 한 방향, 또 다른 방향으로 돌린다.				
H. 발가락						
	9-1	손으로 발목의 위쪽을 잡고 다른 손으로 발가락을 붙잡아 발바닥쪽으로 구부린 후 발가락을 발등 쪽으로 민다.				
	9-2	발가락사이로 손가락을 넣어 발가락을 벌리고 발가락을 위에서 잡아 모은다.				
10	앙와위에서 반대쪽도 9번(일련의 운동)을 반복한 후 복위로 눕히고 한 쪽부터 시작한다.					
I. 과신전						
	10-1	베개를 빼고 엎드린 자세에서 간호사가 대상자의 이마와 뒷목을 받쳐 준 다음 머리를 뒤로 젖히도록 한다.				
	10-2	어깨가 침대에 고정되도록 한 손으로 어깨를 누르고 다른 손은 팔꿈치 아래쪽에 대어 둔 다음 팔의 윗부분을 후상방으로 당긴다.				

<table>
<tr><th rowspan="2">순서</th><th rowspan="2" colspan="2">수 행</th><th rowspan="2">이론적 근거</th><th colspan="3">평가</th></tr>
<tr><th>0</th><th>1</th><th>2</th></tr>
<tr><td></td><td>10-3</td><td>침대에 엉덩이가 고정되도록 한 손으로 다른 쪽 팔로 대상자의 다리아래쪽과 무릎을 감싸 쥔 다음 고관절을 후방으로 당긴다.</td><td></td><td></td><td></td><td></td></tr>
<tr><td>11</td><td colspan="2">대상자에게 적절한 신체선열을 취해준 후 침상난간을 올려준다.</td><td></td><td></td><td></td><td></td></tr>
<tr><td>지식</td><td colspan="6">① 관절가동범위 운동을 실시하는 동안 대상자가 통증을 호소할 경우 간호사는 어떻게 해야 하는가?</td></tr>
<tr><td>태도</td><td colspan="6">복장 : □P □F 실습자세 : □P □F 정보제공 : □P □F</td></tr>
</table>

0 : 전혀 모름 1 : 공부가 더 필요함 2 : 완전히 알고 수행할 수 있음

실습후기

제 8 장

산소화 간호

비강 캐뉼러
Nasal cannula

20 년 월 일 조________ 학번_______________이름_______________

목 적 :

준비물 : □ 유량계가 부착된 산소공급원 □ 산소유량계/습윤계 □ 증류수
□ 비강캐뉼러(cannula) □ 반창고 □ 거즈나 패드 □ 기타( )

순서	수 행	이론적 근거	평가		
			0	1	2
1	손을 씻는다.				
2	처방을 확인한 후 필요한 물품을 준비한다.				
3	대상자에게 자신을 소개한다.				
4	대상자의 이름, 등록번호 등을 개방형으로 질문하여 대상자를 확인하고, 입원팔찌와 대조하여 대상자를 확인한다.				
5	산소요법의 목적과 방법, 절차를 설명한다.				
6	환자침상에 '산소사용중' 팻말을 부착한다.				
7	손소독제로 손위생을 실시한다.				
8	금기가 아니라면 반좌위를 취해준다.				
9	증류수를 습윤병의 눈금까지 채우고 증류수 마개를 닫는다.				
10	유량계와 습윤병을 연결한 후 O_2 outline에 수직으로 끼운다.				
11	비강 캐뉼러를 유속계에 연결한다.				
12	유량계를 열어 산소유출을 확인한 후 유량계를 잠근다.				
13	대상자 비공의 폐색여부를 확인한다.				

순서	수 행	이론적 근거	평가		
			0	1	2
14	캐뉼러를 비공에 끼우고 귀 뒤로 넘겨 턱 밑으로 고정시킨다,				
15	필요시 캐뉼러를 반창고로 얼굴 양 옆에 고정시키고 귀 뒤에 거즈를 댄다.				
16	조절기를 조절하여 처방된 산소주입량을 조절한다.(ball의 중심을 눈금에 일치시킨다.)				
17	대상자에게 가능하면 입을 다물고 코를 통해 호흡하도록 설명한다.				
18	대상자의 상태를 관찰한다.				
19	산소주입시간, 산소주입량, 대상자의 호흡양상 및 반응을 기록한다.				
20	대상자를 편안하게 해준 후 산소사용에 따른 화재 위험성을 설명한다.				
21	손을 씻는다.				
지식	① 저산소증의 증상은 무엇인가? ② 비강캐뉼러로 줄 수 있는 산소농도와 속도는 어떻게 되는가?				
태도	복장 : □P □F 실습자세 : □P □F 정보제공 : □P □F				

0 : 전혀 모름 1 : 공부가 더 필요함 2 : 완전히 알고 수행할 수 있음

실습후기

산소 마스크

O_2 mask

20 년 월 일 조________ 학번________________이름________________

목 적 :

준비물 : □ 유량계가 부착된 산소공급원 □ 멸균증류수가 든 가습용기 □ 거즈
□ 산소마스크(단순마스크, 비재호흡마스크, 부분재 호흡마스크, 벤츄리마스크)
□ 기타( )

순서	수 행	이론적 근거	평가		
			0	1	2
1	손을 씻는다.				
2	처방을 확인한 후 필요한 물품을 준비한다.				
3	대상자에게 자신을 소개한다.				
4	대상자의 이름, 등록번호 등을 개방형으로 질문하여 대상자를 확인하고, 입원팔찌와 대조하여 대상자를 확인한다.				
5	산소요법의 목적과 방법, 절차를 설명한다.				
6	환자 침상에 '산소사용중' 팻말을 부착한다.				
7	손소독제로 손위생을 실시한다.				
8	금기가 아니라면 반좌위를 취해준다.				
9	증류수를 습윤병의 눈금까지 채우고 증류수 마개를 닫는다.				
10	유량계와 습윤병을 연결한 후 O_2 outline에 수직으로 끼운다.				
11	산소마스크의 연결관과 유속계의 출구를 연결한 후 산소 유출을 확인한다.				

순서	수 행	이론적 근거	평가		
			0	1	2
12	유량계를 열어 산소유출을 확인한 후 유량계를 잠근다.				
13	산소보유주머니가 달린 마스크는 대상자에게 마스크를 착용하기 전에 먼저 산소주머니를 부풀려준다.				
14	마스크가 코와 입을 덮도록 한다. 마스크가 얼굴에 편안할 뿐 아니라 꼭 맞게 고정되기 위해 탄력있는 끈으로 마스크를 조절한다.				
15	안위제공을 위해 눌리는 곳을 확인한다.				
16	조절기를 조절하여 처방된 산소주입량을 조절한다.(ball의 중심을 눈금에 일치시킨다.)				
17	2시간마다 마스크 안의 습기를 닦아 건조하게 하며 얼굴에 파우더 등을 발라 피부간호를 한다.				
18	대상자의 상태를 관찰한다.				
19	산소주입시간, 산소주입량, 대상자의 호흡양상 및 반응을 기록한다.				
20	대상자를 편안하게 해준 후 산소사용에 따른 화재 위험성을 설명한다.				
21	손을 씻는다.				
지식	① 산소마스크의 종류와 특성은 무엇인가?				
태도	복장 : □P □F 실습자세 : □P □F 정보제공 : □P □F				

0 : 전혀 모름 1 : 공부가 더 필요함 2 : 완전히 알고 수행할 수 있음

실습후기

심호흡과 기침
Deep breathing and Coughing

20　년　　월　　일　　조________ 학번______________이름______________

목　적 :

준비물 : □ 청진기 □ 곡반 □ 휴지 □ 대상자의 흉부와 복부를 지지해 줄 수 있는 베개
□ 기타(　　　　　　)

순서	수　행	이론적 근거	평가		
			0	1	2
1	손을 씻는다.				
2	대상자의 통증 상태를 사정한다.				
3	대상자에게 절차의 목적과 중요성에 대해서 설명한다.				
4	대상자에게 가능하면 반좌위나 고파울러체위로 앉도록 한다.				
5	절차를 진행하기 전에 폐음을 청진해 본다.				
6	복부나 가슴부분에 베개나 접은 타월을 사용해서 부목을 댄다.				
7	간호사의 손바닥을 대상자의 갈비뼈부분에 댄다.				
8	**대상자와 함께 심호흡 연습하기 :** 대상자에게 코로 깊게 숨을 들이쉬고 폐가 확장된 상태에서 3~5초간 정지했다가 구강을 통해 느린 속도로 숨을 내쉬게 한다. 필요한 만큼 1~2시간 마다 반복 하도록 한다.				
9	절차가 끝난 후 폐음을 다시 들어 본다.				

순서	수 행	이론적 근거	평가		
			0	1	2
10	**대상자에게 기침하도록 보조하기** : 심호흡하는 방법을 따라한 후 대상자에게 1~2초 동안 숨을 참게 한다. 대상자에게 복부근육을 수축시켜서 강하게 기침하도록 하고 분비물들을 뱉어 내도록 한다. 이때, 대상자가 기침을 할 때 복부와 가슴부분에 부목을 대주도록 한다.				
11	폐의 부분이 깨끗해질 때까지 이를 반복한다.				
12	어지러움, 짧은 호흡 혹은 다른 호흡계 문제가 생기지는 않는지 관찰한다.				
13	사용한 휴지를 버리고 손을 씻는다.				
14	손을 씻고 대상자의 상태 등을 기록한다.				
지식	① 심호흡과 기침시 복부와 가슴부위를 지지하는 이유는 무엇인가?				
태도	복장 : □P □F 실습자세 : □P □F 정보제공 : □P □F				

0 : 전혀 모름 1 : 공부가 더 필요함 2 : 완전히 알고 수행할 수 있음

실습후기

강화폐활량계 사용
Applying Incentive spirometer

20 년 월 일 조________ 학번________________이름________________

목 적 :

준비물 : □ 청진기 □ 강화폐활량계(Incentive spirometer) □ 곡반 □ 휴지 □ 베개(필요시)
□ 기타( )

순서	수 행	이론적 근거	평가		
			0	1	2
1	손을 씻는다.				
2	대상자의 검진 결과에 대한 의무기록을 확인한다.				
3	필요한 물품을 준비한다.				
4	대상자에게 절차에 관해 설명한다.				
5	좌위나 반좌위를 취하도록 한다.				
6	대상자의 능력에 적합한 목표수준을 정한다.				
7	강화폐활량계 사용 전에 충분히 숨을 들이 마쉰 다음 내쉬도록 한다.				
8	강화폐활량계를 똑바로 세워서 잡은 다음 마우스피스를 입에 넣고 입술로 꼭 물고 있도록 한다.				
9	강화폐활량계안에 들어 있는 작은 공이 목표로 한 지점까지 도달할 때까지 천천히(약 3초에 걸쳐) 깊게 숨을 들이 마신다.				
10	숨을 목표까지 들이 마신 후 3~5초간 유지한다.				
11	숨을 천천히 내쉰다.				
12	5~10회 반복한다(1회 사용시마다 휴지기를 가지도록 설명한다.).				

<table>
<tr><th rowspan="2">순서</th><th rowspan="2">수 행</th><th rowspan="2">이론적 근거</th><th colspan="3">자가 평가</th><th colspan="3">교육자 평가</th></tr>
<tr><th>0</th><th>1</th><th>2</th><th>0</th><th>1</th><th>2</th></tr>
<tr><td>13</td><td>가능하면 대상자에게 매 1시간마다 10분씩 절차를 수행하도록 지지한다.</td><td></td><td></td><td></td><td></td><td></td><td></td><td></td></tr>
<tr><td>14</td><td>사용된 물품이나 휴지는 적절한 방법으로 폐기하고 손을 씻거나 손 소독제를 사용한다.</td><td></td><td></td><td></td><td></td><td></td><td></td><td></td></tr>
<tr><td>지식</td><td colspan="8">① 강화폐활량계 사용목적은 무엇인가?</td></tr>
<tr><td>태도</td><td colspan="8">복장 : □P □F 실습자세 : □P □F 정보제공 : □P □F</td></tr>
</table>

0 : 전혀 모름 1 : 공부가 더 필요함 2 : 완전히 알고 수행할 수 있음

실습후기

타진법
Percussion

20　년　　월　　일　　조________ 학번______________ 이름______________

목　적 :

준비물 : □ 베개 □ 객담 받을 용기 □ 휴지 □ 곡반 □ 청진기 필요시 타진기구(percussor)
□ 물(구강세척용)　□ 기타(　　　　　　)

순서	수 행		이론적 근거	평가 0	평가 1	평가 2
1	손을 씻는다.					
2	대상자에게 타진의 목적과 절차를 설명한다.					
3	타진할 부위를 가운이나 타월로 덮는다.					
4	엄지손가락과 나머지 손가락을 붙여서 손을 컵 모양으로 만든다.					
	4-1	손을 컵모양으로 오므리고 양손을 리듬감있게 움직여서 손안에 있는 공기가 흉부에 부딪히고 이 공기는 흉벽에 진동을 전달한다.				
	4-2	손을 손가락을 모두 붙여서 약간 구부린다.				
	4-3	손목을 이완시키고 힘을 뺀다.				
5	손목을 리듬감 있게 구부렸다 폈다 하면서 해당부위를 가볍게 친다.					
6	환부의 폐엽마다 1~2분 동안 타진한다.					
7	필요시 타진기구를 사용한다.					
8	양손으로 번갈아 타진하면서 움직일 때마다 속이 텅 빈 소리(hollow sound)가 나도록 한다. 이때 대상자는 천천히 깊게 호흡하도록 한다.					

<table>
<tr><th rowspan="2">순서</th><th rowspan="2">수 행</th><th rowspan="2">이론적 근거</th><th colspan="3">평가</th></tr>
<tr><th>0</th><th>1</th><th>2</th></tr>
<tr><td>9</td><td>대상자가 심호흡할 때에는 흡기와 호기 중 수행할 수 있으며 각 부위를 3~5분 동안 타진한다.</td><td></td><td></td><td></td><td></td></tr>
<tr><td>10</td><td>척추나 견갑골과 같은 뼈돌출부위 위로는 타진하지 않으며, 유방, 흉골, 척추, 신장과 같이 쉽게 손상받는 부위는 피한다.</td><td></td><td></td><td></td><td></td></tr>
<tr><td>11</td><td>폐에 대한 타진후 대상자가 기침하도록 격려한다.</td><td></td><td></td><td></td><td></td></tr>
<tr><td>12</td><td>호흡음의 변화가 있는지 폐부분을 청진한다.</td><td></td><td></td><td></td><td></td></tr>
<tr><td>지식</td><td colspan="5">① 타진시 손모양을 설명하시오.</td></tr>
<tr><td>태도</td><td colspan="5">복장 : □P □F 실습자세 : □P □F 정보제공 : □P □F</td></tr>
</table>

0 : 전혀 모름 1 : 공부가 더 필요함 2 : 완전히 알고 수행할 수 있음

실습후기

진동법

Vibration

20 년 월 일 조________ 학번________________ 이름________________

목 적 :

준비물 : □ 베개 □ 객담 받을 용기 □ 휴지 □ 곡반 □ 전동 마사지기
□ 물(구강세척용) □ 기타( )

<table>
<tr><th rowspan="2">순서</th><th rowspan="2" colspan="2">수 행</th><th rowspan="2">이론적 근거</th><th colspan="3">평가</th></tr>
<tr><th>0</th><th>1</th><th>2</th></tr>
<tr><td>1</td><td colspan="2">보통 체위배액과 타진법을 실시한 다음에 진동법을 수행한다.</td><td></td><td></td><td></td><td></td></tr>
<tr><td>2</td><td colspan="2">진동할 영역을 가운이나 타월로 덮는다.</td><td></td><td></td><td></td><td></td></tr>
<tr><td>3</td><td colspan="2">대상자에게 코로 숨을 들이 마시고 입술을 오므린 상태에서 천천히 숨을 내쉬도록 한다.</td><td></td><td></td><td></td><td></td></tr>
<tr><td>4</td><td colspan="2">시술자의 손을 펴서 두손을 포개서 진동시킬 부위에 올려놓는다.</td><td></td><td></td><td></td><td></td></tr>
<tr><td rowspan="2"></td><td>4-1</td><td>팔과 어깨를 곧게 펴고 손목을 세운다.</td><td></td><td></td><td></td><td></td></tr>
<tr><td>4-2</td><td>손바닥을 아래로 하여 배출되어야 할 흉부영역위에 손을 놓는데, 한 손은 손가락을 모두 붙여서 쭉 펴고 그 위에 다른 손을 올려 놓는다.</td><td></td><td></td><td></td><td></td></tr>
<tr><td>5</td><td colspan="2">대상자에게 숨을 크게 들이 마시도록 한다.</td><td></td><td></td><td></td><td></td></tr>
<tr><td>6</td><td colspan="2">입을 앞으로 내밀고 입술을 오므린 상태에서 숨을 내쉬게 하고 이 때 시술자의 팔과 어깨를 재빨리 수축시켰다 이완시키면서 흉부를 진동시킨다. 대상자가 호기하는 동안, 모든 손과 팔 근육을 긴장시켜 손바닥을 진동시키면서 아래로 3~4번 진동한다. 대상자가 흡기하는 동안에는 진동을 멈춘다.</td><td></td><td></td><td></td><td></td></tr>
</table>

순서	수 행	이론적 근거	평가		
			0	1	2
7	매 번 진동후에는 기침을 하고 가래를 뱉도록 격려한다.				
8	흉부호흡음의 변화를 청진한다.				
9	물로 입속을 헹궈 내도록 하고 시행시간, 대상자 반응 등을 기록한다.				
지식	① 진동법의 목적은 무엇인가?				
태도	복장 : □P □F 실습자세 : □P □F 정보제공 : □P □F				
총점					

0 : 전혀 모름 1 : 공부가 더 필요함 2 : 완전히 알고 수행할 수 있음

실습후기

구강인두관
Oropharyngeal airway

20　년　　월　　일　　조________ 학번______________ 이름______________

목　적 :

준비물 : □ 구강인두관 □ 설압자 □ 수건 □ 반창고 □ 일회용장갑　□ 기타(　　　　　)

순서	수　행	이론적 근거	평가		
			0	1	2
1	손을 씻고 필요시 마스크를 착용한다.				
2	적절한 크기의 구강인두관을 준비한다.				
3	의치를 제거한다.				
4	엄지와 둘째손가락을 이용하여 대상자의 입을 벌린 후 설압자로 혀를 아래로 눌러 준다.				
5	구강인두관의 구부러진 면이 아래로 향하게 하여 입안으로 삽입하며, 반쯤 들어가면 180° 돌려서 끝까지 삽입한다.				
6	구강인두관을 반창고로 고정한다.				
7	구강인두관을 통하여 분비물을 흡인한다.				
8	손을 씻는다.				
9	호흡음, 호흡상태, 대상자의 반응을 확인하고 기록한다.				
지식	① 수지교차법에 대해 설명하시오.				
태도	복장 : □P □F　　실습자세 : □P □F　　정보제공 : □P □F				

0 : 전혀 모름　1 : 공부가 더 필요함　2 : 완전히 알고 수행할 수 있음

실습후기

구강 및 비강흡인
Oral and nasal suction

20 년 월 일 조________ 학번________________이름________________

목 적 :

준비물 : □ 이동식 및 벽흡인기 □ 산소유량계/습윤병
□ Y연결관이 있는 멸균흡입카테터(성인 : 12~14Fr, 아동 : 8~10Fr, 영아 : 6~8Fr)
□ 흡인세트 □ 멸균생리식염수 □ 멸균용기 □ 멸균장갑 □ 수건이나 방수포
□ 멸균거즈 □ 보안경이나 마스크(필요시) □ 기타( )

순서	수 행	이론적 근거	평가		
			0	1	2
1	손을 씻는다.				
2	필요한 물품을 준비한다.				
3	대상자에게 간호사 자신을 소개한다.				
4	대상자의 이름, 등록번호 등을 개방형으로 질문하여 대상자를 확인하고, 입원팔찌와 대조하여 대상자를 확인한다.				
5	대상자에게 목적과 방법을 설명한다(가능하면 식사 전에 흡인을 실시하여 aspiration을 예방한다.).				
6	손 소독제로 손위생을 실시한다.				
7	흡인기를 작동시켜 정상기능과 흡인압을 점검한다(성인: 110~150mmHg, 아동: 95~100mmHg)				
8	몸이 과신전 되도록 적절한 체위를 취해주고 흉부타진법을 시행한다.				
9	수건이나 방수포를 베게 위에 올려놓거나, 턱 아래 흉부위를 덮는다.				
10	흡인세트 suction set의 컵에 생리식염수를 붓는다. 혹은 일회용 멸균 생리식염수 pack을 개봉한다.				

순서	수 행	이론적 근거	평가		
			0	1	2
11	필요하다면 인공호흡기의 산소 공급농도를 높이거나 Ambu bag을 이용하여 100% 산소를 2분간 공급한다.				
12	카테터의 개봉부위를 약간 개봉한 후, 카테터와 흡인병이 연결되는 압력 조절 구쪽을 노출하여 흡인 line과 연결한다.				
13	양손에 멸균장갑을 착용한다.				
14	흡인 line을 잡을 손은 흡인기를 켜고 흡인 line을 들고, 흡인을 할 손으로 포장지 밖이 닿지 않도록 주의하며 카테터를 꺼낸다. 이때 흡인하는 손은 계속 무균상태로 유지되어야 한다.				
15	삽입할 카테터의 길이(코끝에서 귓볼까지)를 정한 후 끝을 생리식염수로 윤활시키고, 흡인 line을 잡은 손으로 Y관을 엄지손가락으로 눌러 보아 잘 통과하는지 확인한다.				
16	Y관을 누르고 있던 엄지손가락을 떼고 나서 기관내 삽관을 통해 카테터를 부드럽게 삽입한다.				
17	Y관을 막고 카테터를 잡은 손은 흡인기를 부드럽게 회전시키면서 위로 뺀다. 분비물 양상과 대상자의 저산소상태 등을 살피면서 신속히 흡인한다.				
18	카테터 삽입부터 흡인하는 시간은 10~15초 이상을 초과하지 않도록 한다.				
19	흡인을 한 카테터는 무균용기에 있는 생리식염수를 다시 통과시킨다. 분비물이 통화할 때 분비물의 양상을 관찰한다.				
20	흡인 사이에 기침과 심호흡을 하도록 권장하면서 필요하다면 100% 산소를 공급한다.				
21	필요시 멸균 생리 식염수를 적신 거즈로 권장하며. 카테터의 분비물을 닦아낸다.				
22	추가로 흡인이 필요한 경우 20~30초의 간격을 유지한다. 총 흡인시간이 5분을 넘지 않도록 한다.				

순서	수 행	이론적 근거	자가 평가			교육자 평가		
			0	1	2	0	1	2
23	카테터로 컵 속의 남은 생리식염수를 흡인하는 후 카테터를 분리하고 장갑을 안쪽이 바깥으로 나오게 뒤집어 벗고 흡인기를 잠근다.							
24	물품을 정리한다.							
25	손을 씻는다.							
26	대상자의 자세를 조정하고 호흡음을 평가하기 위해 흉부를 청진한다.							
27	흡인시간, 분비물의 특성, 양, 흡인 전후의 대상자 호흡양상과 반응을 기록한다.							
28	구강간호를 제공한다.							
지식	① 흡인시 체위(구강, 비강, 무의식대상자 흡인)는 무엇인가? ② 흡인시간(1회 흡인시간, 총 흡인시간)은 어떻게 되는가? ③ 카테터의 굵기는 어떻게 되는가?							
태도	복장 : □P □F 실습자세 : □P □F 정보제공 : □P □F							

0 : 전혀 모름 1 : 공부가 더 필요함 2 : 완전히 알고 수행할 수 있음

실습후기

기관흡인
Tracheal suction

20　년　　월　　일　　조________ 학번________________이름________________

목　적 :

준비물 : ☐ 이동식 및 벽흡인기　☐ 산소유량계/습윤병
☐ Y연결관이 있는 멸균흡입카테터(성인 : 12~14Fr, 아동 : 8~10Fr, 영아 : 6~8Fr)
☐ 흡인세트　☐ 멸균생리식염수　☐ 멸균용기 ☐ 멸균장갑　☐ 수건이나 방수포
☐ 멸균거즈　☐ 100% 산소가 연결된 Ambu bag　☐ 보안경이나 마스크(필요시)
☐ 기타(　　　　　　　　　　　)

순서	수　행	이론적 근거	평가		
			0	1	2
1	손을 씻는다.				
2	필요한 물품을 준비한다.				
3	대상자에게 간호사 자신을 소개한다.				
4	대상자의 이름, 등록번호 등을 개방형으로 질문하여 대상자를 확인하고, 입원팔찌와 대조하여 대상자를 확인한다.				
5	대상자에게 목적과 방법을 설명한다(가능하면 식사 전에 흡인을 실시하여 aspiration을 예방한다.).				
6	손 소독제로 손위생을 실시한다.				
7	흡인기를 작동시켜 정상기능과 흡인압을 점검한다(성인: 110~150mmHg, 아동: 95~100mmHg)				
8	흡인시 체위는 의식이 있는 대상자의 경우 반좌위로 하고, 무의식 대상자는 측위에서 간호사와 얼굴을 마주 보도록 한다. 필요하면 흉부타진법을 시행한다.				
9	수건이나 방수포를 베게 위에 올려놓거나, 턱 아래 흉부위를 덮는다.				

순서	수 행	이론적 근거	평가		
			0	1	2
10	흡인세트 suction set의 컵에 생리식염수를 붓는다. 혹은 일회용 멸균생리식염수 pack을 개봉한다.				
11	필요하다면 인공호흡기의 산소 공급농도를 높이거나 Ambu bag을 이용하여 100% 산소를 2분간 공급한다.				
12	카테터의 개봉부위를 약간 개봉한 후, 카테터와 흡인병이 연결되는 압력 조절 구쪽을 노출하여 흡인 line과 연결한다.				
13	양손에 멸균장갑을 착용한다.				
14	흡인 line을 잡을 손은 흡인기를 켜고 흡인 line을 들고, 흡인을 할 손으로 포장지 밖이 닿지 않도록 주의하며 카테터를 꺼낸다. 이때 흡인하는 손은 계속 무균상태로 유지되어야 한다.				
15	삽입할 카테터의 길이(10~12cm)를 정한 후 끝을 생리식염수로 윤활시키고, 흡인 line을 잡은 손으로 Y관을 엄지손가락으로 눌러 보아 잘 통과하는지 확인한다.				
16	Y관을 누르고 있던 엄지손가락을 떼고 나서 기관내 삽관을 통해 카테터를 부드럽게 삽입한다.				
17	Y관을 막고 카테터를 잡은 손은 흡인기를 부드럽게 회전시키면서 위로 뺀다. 분비물 양상과 대상자의 저산소상태 등을 살피면서 신속히 흡인한다.				
18	카테터 삽입부터 흡인하는 시간은 10~15초 이상을 초과하지 않도록 한다.				
19	흡인을 한 카테터는 무균용기에 있는 생리식염수를 다시 통과시킨다. 분비물이 통화할 때 분비물의 양상을 관찰한다.				
20	흡인 사이에 기침과 심호흡을 하도록 권장하면서 필요하다면 100% 산소를 공급한다.				

순서	수 행	이론적 근거	평가		
			0	1	2
21	필요시 멸균 생리 식염수를 적신 거즈로 권장하며. 카테터의 분비물을 닦아낸다.				
22	추가로 흡인이 필요한 경우 20~30초의 간격을 유지한다.				
23	카테터로 컵 속의 남은 생리식염수를 흡인하는 후 카테터를 분리하고 장갑을 안쪽이 바깥으로 나오게 뒤집어 벗고 흡인기를 잠근다.				
24	물품을 정리한다.				
25	손을 씻는다.				
26	대상자의 자세를 조정하고 호흡음을 평가하기 위해 흉부를 청진한다.				
27	흡인시간, 분비물의 특성, 양, 흡인 전후의 대상자 호흡양상과 반응을 기록한다.				
28	구강간호를 제공한다.				
지식	① 카테터 삽입길이(E-tube, T-cannula)는 얼마인가? ② 흡인시간(1회 흡인시간, 총 흡인시간)은 어떻게 되는가? ③ 흡인사이에 적어도 1분간 휴식을 취해야 하는 이유는 무엇인가? ④ 흡인전·후로 ambu bagging을 해주는 이유는 무엇인가?				
태도	복장 : □P □F 실습자세 : □P □F 정보제공 : □P □F				

0 : 전혀 모름 1 : 공부가 더 필요함 2 : 완전히 알고 수행할 수 있음

실습후기

기관절개 간호
Tracheostomy care

20　년　　월　　일　　조________ 학번______________ 이름______________

목 적 :

준비물 : ☐ 멸균된 일회용 기관절개 드레싱세트
(Kelly, 종지3개: 소독솜, 과산화수소+생리식염수, 생리식염수)
☐ 기관절개관용 흡인튜브 혹은 5~6Fr Nelaton 카테터 ☐ 멸균 생리식염수
☐ 과산화수소수 ☐ 멸균된 Y형 거즈(또는 4x4멸균거즈) ☐ 멸균장갑
☐ 곡반, 방수포 ☐ 소독솜 ☐ 겸자, 쟁반(tray) ☐ 흡인기/흡인 카테터 ☐ 산소주입기
☐ 소독된 긴 면봉 3~5개 ☐ 고정끈 ☐ 수건이나 방수포 ☐ Ambu bag
☐ 기타(　　　　　　　　　　)

순서	수 행	이론적 근거	평가		
			0	1	2
1	손을 씻는다.				
2	멸균된 드레싱 세트에 환자가 사용한 내관을 소독할 용액을 넣는다.				
3	소독솜과 Y-거즈 등 소독할 물품을 드레싱 세트 안에 넣고 필요한 물품을 준비한다.				
4	준비된 물품을 가지고 대상자에게 자신을 소개한다.				
5	대상자의 이름, 등록번호 등을 개방형으로 질문하여 대상자를 확인하고, 입원팔찌와 대조하여 대상자를 확인한다.				
6	대상자에게 목적과 절차를 설명한다.				
7	손소독제로 손위생을 실시한다.				
8	대상자의 자세를 편하게 해주고 대상자 가슴 위에 방수포를 깐다.				

순서	수 행	이론적 근거	평가		
			0	1	2
9	드레싱세트를 무균적으로 열어 놓는다.				
10	양손에 멸균장갑을 착용한다.				
11	분비물을 제거하기 위해 기관내 흡인을 실시한다.				
12	한 손으로 외관을 잡고 다른 손으로 잠금장치를 열어 내관을 조심스럽게 뺀다(내관 주변의 분비물의 양, 색, 냄새 등의 특성을 확인한다.).				
13	내관을 과산화수소수(과산화수소수:생리식염수 1:2)용액에 담가 놓는다.				
14	멸균된 세척솔이나 긴 면봉을 이용하여 과산화수소수에 담겨 있는 내관을 깨끗이 닦는다.				
15	내관을 생리식염수로 헹군다.				
16	물기가 마르도록 마른 거즈로 내관의 물기를 닦거나 말려 놓는다.				
17	외관에 있는 분비물을 흡인한다.				
18	한손으로 소독된 내관의 끝을 잡고 삽입한다. 빠지지 않게 잠금장치를 한 후 확인한다.				
19	외관 밑에 있는 사용한 Y-거즈를 Kelly를 이용하여 빼내어 버린다.				
20	섭자를 이용하여 기관절개관 주위와 피부를 소독솜으로 절개 부위에서 바깥쪽으로 닦는다. 솜은 한 번에 한 개씩 사용한다.				
21	습기가 남아 있는 기관절개 부위를 멸균 마른 거즈로 가볍게 두드리며 습기를 제거한다. 이 때 기관절개 부위 기도를 막아 흡기시 거즈가 말려 들어가지 않도록 조심한다.				
22	Y-거즈를 Y자가 거꾸로 되도록 아래서 위로 무균적으로 끼운다.				
23	장갑을 벗고 손소독제로 손위생을 실시한다.				

순서	수 행	이론적 근거	평가		
			0	1	2
24	기관절개관이 빠지지 않도록 손으로 잡은 후 다른 손으로 기존의 끈을 조심스럽게 가위로 잘라 제거한다(가위의 끝이 대상자쪽으로 향하지 않도록 한다.).				
25	기관절개관이 빠지지 않도록 손으로 잡은 후 고정구에 새 끈을 넣어 고정한다.				
지식	① 기관절개관 거즈교환시 거즈를 잘라서 사용하면 안되는 이유는 무엇인가?				
태도	복장 : □P □F 실습자세 : □P □F 정보제공 : □P □F				

0 : 전혀 모름 1 : 공부가 더 필요함 2 : 완전히 알고 수행할 수 있음

실습후기

제 9 장

상처간호

멸균드레싱

Sterile dressing

20　년　　월　　일　　조________ 학번______________ 이름______________

목　적 :

준비물 : ☐ 일회용 장갑　☐ 멸균장갑　☐ 생리식염수나 소독액　☐ 멸균드레싱세트
☐ 방수백　☐ 반창고나 종이테이프　☐ 멸균가위
☐ 연고를 적용하기 위한 설압자나 면봉(필요시)　☐ 기타(　　　　　)

순서	수　행	이론적 근거	평가		
			0	1	2
1	손을 씻는다.				
2	필요한 물품을 준비한다.				
3	대상자의 이름, 등록번호 등을 개방형으로 질문하여 대상자를 확인하고, 입원팔찌와 대조하여 대상자를 확인한다.				
4	간호사가 무엇을 수행할 것인지, 왜 필요한지, 대상자가 협조하는 방법에 대해 설명한다.				
5	스크린이나 커텐으로 프라이버시를 유지한다.				
6	반창고나 제거한다. 드레싱방향으로 피부와 평행되게 하되, 털이 있으면 털이 난 방향으로 뗀다.				
7	일회용 장갑을 착용하고 한 번에 한 층씩 드레싱을 제거한다. 드레싱에 묻은 배액을 관찰하고 버린다. 배액관이 있으면 움직이지 않도록 한다.				
8	장갑을 벗어 방수백에 버린다.				
9	멸균드레싱세트를 열고 멸균물품을 무균영역안에 놓는다. 소독액을 멸균세트에 있는 종지나 거즈에 붓는다.				

순서	수 행	이론적 근거	평가		
			0	1	2
10	멸균장갑을 착용한다.				
11	겸자를 이용하여 소독액에 적신 거즈나 솜으로 상처를 깨끗이 닦는다. 오염이 가장 적은 곳부터 가장 심한 부위로 한번에 한 번씩 소독한다.				
12	배액관이 있으면 배액관주위를 원형으로 하나씩 배액관 가까운 곳에서 먼쪽으로 소독한다.				
13	상처부위에 멸균거즈를 덮는다. 배액관이 있으면 Y거즈로 배액관이 주위를 감싼 다음 거즈를 덮는다.				
14	장갑을 벗어 방수백에 버린다.				
15	반창고로 드레싱은 고정한다. 피부에 각각 5~8cm 정도 닿게 한다.				
16	삼출액이 많거나 드레싱교환이 잦은 대상자는 몽고메리테이프를 사용한다.				
17	대상자를 편안히 해준 후 물품을 정리하고 손을 씻는다.				
18	상처모양, 배액의 색깔, 냄새, 양, 드레싱 종류 및 대상자의 반응을 기록한다.				
지식	① 반창고 부착방법은?				
태도	복장 : □P □F 실습자세 : □P □F 정보제공 : □P □F				

0 : 전혀 모름 1 : 공부가 더 필요함 2 : 완전히 알고 수행할 수 있음

실습후기

투명필름 드레싱

Transparent film dressing

20　　년　　　월　　　일　　　조________ 학번_______________이름_______________

목　적 :

준비물 : □ 일회용 장갑 □ 멸균장갑 □ 알코올 또는 아세톤 □ 모발용 가위 또는 이발기계
□ 방수백 □ 멸균거즈 □ 상처소독제(생리식염수) □ 상처보호막드레싱(투명필름 드레싱)
□ 가위 □ 종이테이프 □ 기타(　　　　　　　)

순서	수 행	이론적 근거	평가		
			0	1	2
1	손을 씻는다.				
2	필요한 물품을 준비한다.				
3	대상자의 이름, 등록번호 등을 개방형으로 질문하여 대상자를 확인하고, 입원팔찌와 대조하여 대상자를 확인한다.				
4	간호사가 무엇을 수행할 것인지, 왜 필요한지, 대상자가 협조하는 방법에 대해 설명한다.				
5	스크린이나 커텐으로 프라이버시를 유지한다.				
6	일회용 장갑을 착용하고 생리식염수나 저자극성 소독약으로 피부를 닦는다. 필요하다면 상처주변 5cm까지 털을 깎는다.				
7	드레싱이 잘 접착되게 하려면 상처주변을 알코올이나 아세톤으로 깨끗이 한 뒤 잘 말린다.				
8	일회용 장갑을 벗어 방수백에 버린다.				
9	기관의 원칙에 따라 일회용 장갑이나 멸균장갑을 착용하고 소독액으로 소독한 뒤 마른 거즈로 피부를 건조시킨다.				

순서	수 행	이론적 근거	평가		
			0	1	2
10	상처를 사정한다.				
11	필름 드레싱 뒷면의 종이를 제거한다.				
12	상처주변 피부의 최소 2.5cm 범위까지 덮이도록 상처가장자리쪽에서 부터 드레싱을 적용하되 너무 잡아 당겨 늘어지게 하거나 주름이 잡히지 않게 한다.				
13	상처가 완전히 덮히면 종이를 제거한다.				
14	장갑을 벗어 방수백에 버린다.				
15	필요하다면 드레싱 가장자리에 종이테이프를 붙여 집착력을 높인다.				
16	드레싱교환, 상처상태, 대상자의 반응을 기록한다.				
지식	① 필름 드레싱의 장점은 무엇인가?				
태도	복장 : □P □F 실습자세 : □P □F 정보제공 : □P □F				

0 : 전혀 모름 1 : 공부가 더 필요함 2 : 완전히 알고 수행할 수 있음

실습후기

하이드로콜로이드 드레싱
Hydrocolloid dressing

20　년　　월　　일　　조________ 학번______________이름______________

목 적 :

준비물 : ☐ 일회용 장갑 ☐ 멸균장갑(선택적) ☐ 드레싱세트 ☐ 가위 ☐ 종이테이프
☐ 방수백 ☐ 멸균거즈 ☐ 상처소독제(생리식염수)
☐ 하이콜로이드 드레싱(적어도 상처보다 3~4cm 더 넓은 것)
☐ 기타(　　　　　　　　　　)

순서	수 행	이론적 근거	평가		
			0	1	2
1	손을 씻는다.				
2	필요한 물품을 준비한다.				
3	대상자의 이름, 등록번호 등을 개방형으로 질문하여 대상자를 확인하고, 입원팔찌와 대조하여 대상자를 확인한다.				
4	간호사가 무엇을 수행할 것인지, 왜 필요한지, 대상자가 협조하는 방법에 대해 설명한다.				
5	스크린이나 커텐으로 프라이버시를 유지한다.				
6	일회용 장갑을 착용하고 기존의 드레싱을 체모와 같은 방향으로 제거한다.				
7	상처주변 피부를 깨끗이 한다. 쉽게 제거되지 않는 잔여물은 저절로 제거되도록 그대로 둔다.				
8	일회용 장갑을 벗어 방수백에 버린다.				
9	멸균드레싱용기를 개방한후 식염수나 기타 소독약을 멸균용기에 넣는다.				

순서	수 행	이론적 근거	평가		
			0	1	2
10	멸균장갑을 착용한다.				
11	처방된 소독액으로 상처를 소독한다.				
12	상처를 사정하고, 하이드로콜로이드 드레싱을 상처부위에 적용한다.				
13	멸균장갑을 벗는다.				
14	손을 씻는다.				
15	드레싱 교환, 상처 상태, 대상자의 반응을 기록한다.				
지식	① 하이드로콜로이드 드레싱의 장점은 무엇인가? ② 하이드로콜로이드 드레싱의 단점은 무엇인가?				
태도	복장 : □P □F　실습자세 : □P □F　정보제공 : □P □F				

0 : 전혀 모름 1 : 공부가 더 필요함 2 : 완전히 알고 수행할 수 있음

실습후기

상처세척

Wound irrigation

20　년　　월　　일　　조________ 학번______________이름______________

목　적 :

준비물 : □ 멸균드레싱 세트와 드레싱 재료　□ 멸균장갑　□ 세척용 멸균주사기(30~60cc)
□ 적절한 크기의 카테터　□ 세척용 멸균용기　□ 방수백
□ 세척후 용액을 받기 위한 곡반　□ 체온정도의 따뜻한 200㎖ 멸균 세척용액
□ 일회용 장갑　□ 방수포　□ 기타(　　　　　　　　　　　)

순서	수　행	이론적 근거	평가		
			0	1	2
1	손을 씻는다.				
2	필요한 물품을 준비한다.				
3	대상자의 이름, 등록번호 등을 개방형으로 질문하여 대상자를 확인하고, 입원팔찌와 대조하여 대상자를 확인한다.				
4	간호사가 무엇을 수행할 것인지, 왜 필요한지, 대상자가 협조하는 방법에 대해 설명한다.				
5	스크린이나 커텐으로 프라이버시를 유지한다.				
6	세척용액이 중력에 의해 상처의 윗부분에서 아래끝까지 흘러 내려 곡반안으로 들어갈 수 있도록 대상자의 자세를 취해준다.				
7	대상자와 침대위에 방수포를 펼친다.				
8	일회용 장갑을 착용하고 드레싱을 제거한 후 장갑을 벗는다.				

순서	수 행	이론적 근거	평가 0	평가 1	평가 2
9	멸균드레싱세트와 용기를 열고 처방된 용액을 멸균용기에 붓는다.				
10	멸균장갑을 착용한다.				
11	겸자를 이용하여 상처의 안쪽에서 바깥쪽으로 원을 그리며 소독한다. 면봉을 이용하는 경우 한 동작에 면봉하나를 사용하고 사용한 면봉을 버린다.				
12	상처와 배액을 사정한다.				
13	세척한 용액을 받을 수 있도록 상처아래 쪽에 멸균곡반을 둔다.				
A. 개구부가 넓은 상처를 세척 하는 경우					
14-1	주사기에 세척액을 채운다.				
14-2	주사기에 19G 주사바늘을 끼운다.				
14-3	주사기는 세척해야 할 부위 즉 상처부위에서 2.5cm 위에 위치하도록 한다.				
14-4	주사기의 밀대를 밀어서 계속적인 압력으로 상처를 씻어 내되 깨끗한 세척액이 되돌아 나올때 까지 반복한다.				
B. 개구부가 좁고 깊은 상처의 경우					
14-1	주사기에 세척액을 채운다.				
14-2	주사기에 혈관카테터를 끼운다.				
14-3	카테터를 저항이 느껴질 때까지 상처에 삽입한 뒤 1cm 정도 약간만 다시 뒤로 뺀다. 이 때, 카테터는 억지로 삽입하지 않는다.				
14-4	주사기의 밀대를 밀어서 지속적인 압력으로 상처를 씻어 낸다.				
14-5	세척액이 더 필요하면 주사기와 카테터를 분리하여 주사기에 세척액을 채운 후 카테터에 다시 연결하고 세척액이 깨끗해질 때까지 이를 반복한다.				
14-6	상처부위에서 카테터를 제거한다.				
15	거즈로 상처주변 피부조직을 건조시킨다.				
16	상처를 사정하고 멸균드레싱을 한다.				

<table>
<tr><th rowspan="2">순서</th><th rowspan="2">수 행</th><th rowspan="2">이론적 근거</th><th colspan="3">평가</th></tr>
<tr><th>0</th><th>1</th><th>2</th></tr>
<tr><td>17</td><td>장갑을 벗고 물품을 정리한다.</td><td></td><td></td><td></td><td></td></tr>
<tr><td>18</td><td>대상자가 편안한 체위를 취하도록 돕는다.</td><td></td><td></td><td></td><td></td></tr>
<tr><td>19</td><td>손을 씻는다.</td><td></td><td></td><td></td><td></td></tr>
<tr><td>20</td><td>상처 세척과 대상자 반응을 기록한다.</td><td></td><td></td><td></td><td></td></tr>
<tr><td>지식</td><td colspan="5">① 상처 세척 시에 사정해야 할 것은 무엇인가?</td></tr>
<tr><td>태도</td><td colspan="5">복장 : □P □F 실습자세 : □P □F 정보제공 : □P □F</td></tr>
</table>

0 : 전혀 모름 1 : 공부가 더 필요함 2 : 완전히 알고 수행할 수 있음

실습후기

붕대법
Applying bandage

20　년　　월　　일　　조________ 학번________________이름________________

목　적 :

준비물 : ☐ 적절한 크기의 붕대 및 바인더　☐ 안전핀 또는 반창고 또는 클립
☐ 기타 (　　　　　　)

<table>
<tr><th rowspan="2" colspan="2">순서</th><th rowspan="2">수 행</th><th rowspan="2">이론적 근거</th><th colspan="3">평가</th></tr>
<tr><th>0</th><th>1</th><th>2</th></tr>
<tr><td colspan="2">1</td><td>손을 씻는다.</td><td></td><td></td><td></td><td></td></tr>
<tr><td colspan="2">2</td><td>필요한 물품을 준비한다.</td><td></td><td></td><td></td><td></td></tr>
<tr><td colspan="2">3</td><td>대상자의 이름, 등록번호 등을 개방형으로 질문하여 대상자를 확인하고, 입원팔찌와 대조하여 대상자를 확인한다.</td><td></td><td></td><td></td><td></td></tr>
<tr><td colspan="2">4</td><td>간호사가 무엇을 수행 할 것인지 수행목적, 대상자가 협조하는 방법에 대해 설명한다.</td><td></td><td></td><td></td><td></td></tr>
<tr><td colspan="2">5</td><td>붕대법을 적용한다.</td><td></td><td></td><td></td><td></td></tr>
<tr><td colspan="7">A. 환형대
붕대법의 처음과 마지막 부분 고정시, 손가락이나 손목같은 부분을 감을 때 적용</td></tr>
<tr><td rowspan="2"></td><td>5-1</td><td>붕대의 끝을 감고자 하는 신체부위에 놓은 다음 필요한 만큼 신체 부분을 돌려 감는데, 바로 이전에 감았던 부분을 겹쳐서 감는다.</td><td></td><td></td><td></td><td></td></tr>
<tr><td>5-2</td><td>마지막 부분을 감은 다음에는 손상되지 않은 부위에 반창고, 금속 클립 또는 안전핀으로 붕대의 끝을 고정한다.</td><td></td><td></td><td></td><td></td></tr>
</table>

순서	수 행		이론적 근거	평가		
				0	1	2
B. 나선대 상완·대퇴와 같은 일정한 둘레를 가진 부위에 적용						
	5-1	처음에 두 번 정도 환행대로 감는다.				
	5-2	약 30°를 유지하며 붕대넓이의 2/3씩 겹쳐가며 나선으로 감아 올라간다.				
C. 나선 절전대 전완·하퇴와 같은 둘레가 일정하지 않은 원추형 부위에 적용						
	5-1	환행대로 두 번 감은 다음 약 30° 각도로 위쪽으로 올려 감는다.				
	5-2	붕대의 윗가장자리에 한 손의 엄지손가락을 놓고 그 위에서 붕대를 접는다. • 약 15cm 가량 붕대를 아래로 푼 다음 붕대를 위로 올린다. • 붕대의 넓이의 2/3 정도를 겹쳐가면서 계속한다.				
D. 8자대 팔꿈치·무릎·발목과 같은 관절에 적용						
	5-1	환행대나 나선대, 나선절전대로 감은 후 8자를 만들면서 관절위, 관절주변, 관절밑으로 붕대를 감는다.				
	5-2	붕대넓이의 2/3 가량 겹치면서 관절의 위와 아래로 계속 돌려 감는다.				
E. 회귀대 신체 말단 부위와 머리에 적용						
	5-1	두 번의 환행대로 붕대를 고정한다.				
	5-2	붕대를 중앙에서 겹쳐 방향을 바꾼다.				
	5-3	다른 손에 붕대를 잡고 붕대넓이의 2/3가 겹쳐 중심부의 오른쪽 끝위에 붕대가 이르게 한다.				

<table>
<tr><th rowspan="2">순서</th><th colspan="2" rowspan="2">수 행</th><th rowspan="2">이론적 근거</th><th colspan="3">평가</th></tr>
<tr><th>0</th><th>1</th><th>2</th></tr>
<tr><td rowspan="2"></td><td>5-4</td><td>좌우 번갈아 가면서 해당 부위가 다 덮힐 때까지 붕대넓이의 2/3로 이전의 회전부분이 겹치게 한다.</td><td></td><td></td><td></td><td></td></tr>
<tr><td>5-5</td><td>환행대로 두 번 감고 고정한다.</td><td></td><td></td><td></td><td></td></tr>
<tr><td>6</td><td colspan="2">붕대법 적용후 생길 수 있는 이상 증상이나 징후를 관찰한다.</td><td></td><td></td><td></td><td></td></tr>
<tr><td>지식</td><td colspan="6">① 붕대법의 목적은 무엇인가?</td></tr>
<tr><td>태도</td><td colspan="6">복장 : □P □F 실습자세 : □P □F 정보제공 : □P □F</td></tr>
</table>

0 : 전혀 모름 1 : 공부가 더 필요함 2 : 완전히 알고 수행할 수 있음

실습후기

제 10 장

투약간호

경구투약
Oral medication

20 년 월 일 조________ 학번________________ 이름________________

목 적 :

준비물 : ☐ 투약카드 ☐ 투약카트 ☐ 투약쟁반(tray) ☐ 투약컵 ☐ 물컵 ☐ 약봉지
☐ 투약숟가락 ☐ 물 ☐ 휴지 ☐ 기타( )

순서	수 행	이론적 근거	평가		
			0	1	2
1	손을 씻는다.				
2	투약카트에서 대상자의 약물이 들어 있는 약포지를 꺼내어 투약카드 또는 컴퓨터 출력물을 확인하고 투약원칙(5right)을 확인한다(대상자 등록번호, 대상자명, 약명, 용량, 투여경로, 시간 등).				
3	경구투약에 필요한 물품을 준비한다.				
4	준비한 물품을 가지고 대상자에게 가서 간호사 자신을 소개한다.				
5	대상자의 이름, 등록번호 등을 개방형으로 질문하여 대상자를 확인하고, 입원팔찌와 대조하여 대상자를 확인한다.				
6	약물투여 목적과 작용 및 유의사항을 설명한 후 다음 약물에 대한 의문사항이 있으면 질문 하도록 한다.				
7	앉거나 파울러씨 체위를 취하도록 하되 앉는 것인 금기라면 측위를 취하도록 돕는다.				
8	흘리지 않도록 휴지나 타월을 대준다.				
9	구강건조로 연하곤란이 있는 확인하기 위해 침을 삼켜보거나 물을 한모금 마셔보도록 한다.				

순서	수 행		이론적 근거	평가		
				0	1	2
10	알약을 한꺼번에 복용하지 말고, 입속에 부드럽게 넣어 주고 한 번에 한 알씩 복용하도록 돕는다. 알약 복용 후 엘 물약을 복용하도록 한다.					
A. 단위별로 조제된 투약봉지						
	11-1	단위별로 조제된 투약봉지는 포장을 뜯지 않는다.				
B. Tablet/capsuleb						
	11-1	table이나 capsule을 병으로부터 꺼낼 때에는 필요한 수를 약병뚜껑에 따른 후 투약 컵으로 옮긴다.				
	11-2	필요에 따라 정제를 갈거나 자른다.				
C. Syrup						
	11-1	필요시 용기를 가볍게 흔든다.				
	11-2	용기뚜껑을 열어 뚜껑의 윗면을 바닥으로 놓는다.				
	11-3	용액병의 상표가 있는 면을 손바닥으로 잡는다.				
	11-4	눈높이에서 투약컵에 용액을 따르고 meniscus 기저면에서 눈금을 읽는다.				
	11-5	병입구를 종이수건으로 정돈한다.				
12	약물을 다 삼킬 때 까지 대상자 옆에 있으면서, 약물 복용 여부를 확인하기가 어려우면 대상자에게 말을 시켜보거나 입을 벌려 보도록 한다.					
13	투약 후에는 대상자가 편안한 체위를 취하도록 도와준다.					
14	손을 씻는다.					

<table>
<tr><th rowspan="2">순서</th><th rowspan="2">수 행</th><th rowspan="2">이론적 근거</th><th colspan="3">평가</th></tr>
<tr><th>0</th><th>1</th><th>2</th></tr>
<tr><td>15</td><td>수행결과를 대상자의 간호기록지에 기록한다.
1) 5 Right(대상자명, 약명, 용량, 투약경로, 투약시간)
2) 필요시 투약목적, 환자의 반응, 투약못한 이유
3) 마약투약 시 차트 외 마약대장에도 기록</td><td></td><td></td><td></td><td></td></tr>
<tr><td>지식</td><td colspan="5">① 경구투약이 금기인 경우는 어느 것인가?

② 투약전 활력징후 사정이 필요한 경우는 어느 것인가?

③ 불쾌한 맛의 약물 투여방법은 무엇인가?</td></tr>
<tr><td>태도</td><td colspan="5">복장 : □P □F 실습자세 : □P □F 정보제공 : □P □F</td></tr>
</table>

0 : 전혀 모름 1 : 공부가 더 필요함 2 : 완전히 알고 수행할 수 있음

실습후기

안약
Ophthalmic Medication

20 년 월 일 조________ 학번________________이름________________

목 적 :

준비물 : ☐ 투약카드 ☐ 투약쟁반(tray) ☐ 안약 ☐ 솜이나 휴지 ☐ 생리식염수
☐ 일회용장갑 ☐ 기타( )

순서	수 행	이론적 근거	평가		
			0	1	2
1	손을 씻는다.				
2	투약카트에서 대상자의 약물이 들어 있는 약물을 꺼내어 투약카드 또는 컴퓨터 출력물을 확인하고 투약원칙(5right)을 확인한다(대상자 등록번호, 대상자명, 약명, 용량, 투여경로, 시간 등).				
3	안구투약에 필요한 물품을 준비한다.				
4	준비한 물품을 가지고 대상자에게 가서 간호사 자신을 소개한다.				
5	대상자의 이름, 등록번호 등을 개방형으로 질문하여 대상자를 확인하고, 입원팔찌와 대조하여 대상자를 확인한다.				
6	약물투여 목적과 작용 및 유의사항을 설명한 후 다음 약물에 대한 의문사항이 있으면 질문하도록 한다.				
7	대상자를 눕히거나 앉힌 후 머리를 뒤로 젖힌다.				
8	장갑을 착용한다.				

순서	수 행		이론적 근거	평가		
				0	1	2
A. 안연고인 경우						
9	9-1	투약전 튜브에서 연고를 조금 짜내어 버린다.				
	9-2	하안검 투약시 하안검을 아래로 부드럽게 당기며 위를 쳐다 보도록 하고 상안검 투약시는 대상자에게 아래를 내려다 보도록 한다.				
	9-3	튜브끝이 닿지 않도록 안검 내측에서 외측으로 1~2cm 정도 바르고 튜브를 살짝 방향을 돌려서 약을 끊는다.				
	9-4	튜브끝에 있는 연고를 소독된 생리식염수 솜으로 닦아 내고 뚜껑을 닫는다.				
	9-5	눈을 감고 눈동자를 굴리게 한다.				
	9-6	안검밖 연고를 소독된 생리식염수솜으로 닦는다.				
B. 물약 점적인 경우						
9	9-1	분비물이 있는 경우에는 소독된 생리식염수솜으로 눈을 내측에서 외측으로 닦는다.				
	9-2	안약병의 뚜껑을 열어서 뚜껑의 바깥쪽이 아래로 가도록 약병옆에 둔다.				
	9-3	대상자에게 위를 보도록 한다.				
	9-4	하안검 아랫부분에 휴지나 거즈를 올려 놓는다.				
	9-5	하안검을 아래로 부드럽게 당겨 결막낭을 노출한다.				
	9-6	하안검의 중앙이나 외측으로 1~2cm 높이에서 처방된 용액을 떨어뜨린다.				
	9-7	눈을 감고 눈알을 움직이도록 한 다음 내안각쪽을 30초간 가볍게 눌러준다.				

<table>
<tr><th rowspan="2">순서</th><th rowspan="2">수 행</th><th rowspan="2">이론적 근거</th><th colspan="3">평가</th></tr>
<tr><th>0</th><th>1</th><th>2</th></tr>
<tr><td>10</td><td>필요한 경우 안대를 해준다.</td><td></td><td></td><td></td><td></td></tr>
<tr><td>11</td><td>장갑을 벗는다.</td><td></td><td></td><td></td><td></td></tr>
<tr><td>12</td><td>투약 후에는 대상자가 편안한 체위를 취하도록 도와준다.</td><td></td><td></td><td></td><td></td></tr>
<tr><td>13</td><td>손을 씻는다.</td><td></td><td></td><td></td><td></td></tr>
<tr><td>14</td><td>수행결과를 대상자의 간호기록지에 기록한다.
1) 5 Right(대상자명, 약명, 용량, 투약경로, 투약시간)
2) 필요시 투약목적, 환자의 반응, 투약못한 이유</td><td></td><td></td><td></td><td></td></tr>
<tr><td>지식</td><td colspan="5">① 안약 점적 후 내안각을 30초간 눌러주는 이유는 무엇인가?

② 다음의 약어는 무엇인가?
오른쪽 눈 왼쪽 눈 양쪽 눈</td></tr>
<tr><td>태도</td><td colspan="5">복장 : □P □F 실습자세 : □P □F 정보제공 : □P □F</td></tr>
</table>

0 : 전혀 모름 1 : 공부가 더 필요함 2 : 완전히 알고 수행할 수 있음

실습후기

코약
Nasal medication

20 년 월 일 조________ 학번________________이름________________

목 적 :

준비물 : ☐ 투약카드 ☐ 투약쟁반(tray) ☐ 코약 ☐ 솜 혹은 휴지 ☐ 일회용 장갑
☐ 기타( )

순서	수 행	이론적 근거	평가		
			0	1	2
1	손을 씻는다.				
2	투약카트에서 대상자의 약물이 들어 있는 약물을 꺼내어 투약카드 또는 컴퓨터 출력물을 확인하고 투약원칙(5right)을 확인한다(대상자 등록번호, 대상자명, 약명, 용량, 투여경로, 시간 등).				
3	비강투약에 필요한 물품을 준비한다.				
4	준비한 물품을 가지고 대상자에게 가서 간호사 자신을 소개한다.				
5	대상자의 이름, 등록번호 등을 개방형으로 질문하여 대상자를 확인하고, 입원팔찌와 대조하여 대상자를 확인한다.				
6	약물투여 목적과 작용 및 유의사항을 설명한 후 다음 약물에 대한 의문사항이 있으면 질문하도록 한다.				
7	장갑을 착용한다.				
8	필요하면 대상자로 하여금 코를 풀게 한다.				

순서	수 행	이론적 근거	평가		
			0	1	2
9	어깨밑에 베개를 받치고 똑바로 눕혀 머리를 뒤로 젖힌다. (사골동이나 접형동 투여시는 머리를 후하방으로 젖히고, 상악동이나 전두동 부위 투여시는 머리를 후하방으로 젖힌 다음 한쪽 옆으로 돌린다.)				
10	코로 약물 투여시 한 쪽 콧구멍은 막은 채 입으로 숨을 쉬도록 하고 삼키지 않도록 설명한다.				
11	점적기의 끝이 비공의 점막을 건드리지 않도록 비강내로 약을 점적한다.				
12	5~10분간 머리를 뒤로 젖히고 있게 한다.				
13	장갑을 벗는다.				
14	투약 후에는 대상자가 편안한 체위를 취하도록 도와준다.				
15	손을 씻는다.				
16	수행결과를 대상자의 간호기록지에 기록한다. 1) 5 Right(대상자명, 약명, 용량, 투약경로, 투약시간) 2) 필요시 투약목적, 환자의 반응, 투약못한 이유				
지식	① 부비동 감염시 부위별 투약 체위				
태도	복장 : □P □F 실습자세 : □P □F 정보제공 : □P □F				

0 : 전혀 모름 1 : 공부가 더 필요함 2 : 완전히 알고 수행할 수 있음

실습후기

귀약
Ear medication

20 년 월 일 조________ 학번______________이름______________

목 적 :

준비물 : □ 투약카드 □ 투약쟁반(tray) □ 점적기가 달린 약병 □ 솜 혹은 휴지 □ 면봉
□ 곡반 □ 일회용 장갑 □ 기타( )

순서	수 행	이론적 근거	평가		
			0	1	2
1	손을 씻는다.				
2	투약카트에서 대상자의 약물이 들어 있는 약물을 꺼내어 투약카드 또는 컴퓨터 출력물을 확인하고 투약원칙(5right)을 확인한다(대상자 등록번호, 대상자명, 약명, 용량, 투여경로, 시간 등).				
3	이도투약에 필요한 물품을 준비한다.				
4	준비한 물품을 가지고 대상자에게 가서 간호사 자신을 소개한다.				
5	대상자의 이름, 등록번호 등을 개방형으로 질문하여 대상자를 확인하고, 입원팔찌와 대조하여 대상자를 확인한다.				
6	약물투여 목적과 작용 및 유의사항을 설명한 후 다음 약물에 대한 의문사항이 있으면 질문하도록 한다.				
7	장갑을 착용한다.				
8	앉거나 눕힌 후 고개를 어깨쪽으로 기울여 치료받을 귀를 위쪽으로 한다.				
9	면봉으로 이개와 외이도를 깨끗이 닦는다.				

순서	수 행	이론적 근거	평가		
			0	1	2
10	점적기에 필요한 양의 용액을 준비한다. 이 때 귀약은 실온정도로 데운다.				
11	이도가 일직선이 되도록 귓바퀴를 당긴다. (3세이하 아동 : 후하방, 성인 : 후상방)				
12	점적기를 외이도에서 적어도 1cm 떨어진 높이에서 잡고 정확한 용량을 점적하고 이주(외이도 앞에 있는 연골로 된 돌기)를 잠시 눌러준다.				
13	약 2~3분간 같은 자세로 있도록 설명한다.				
14	작은 솜을 이도에 느슨하게 끼워 놓는다.				
15	장갑을 벗는다.				
16	투약 후에는 대상자가 편안한 체위를 취하도록 도와준다.				
17	손을 씻는다.				
18	수행결과를 대상자의 간호기록지에 기록한다. 1) 5 Right(대상자명, 약명, 용량, 투약경로, 투약시간) 2) 필요시 투약목적, 환자의 반응, 투약못한 이유				
19	15분 후 솜에 흡수된 배액을 관찰하고 솜을 제거하고, 배액 양상을 기록한다.				
지식	① 이도가 일직선이 되도록 귓바퀴를 당기는 방향은?				
태도	복장 : □P □F 실습자세 : □P □F 정보제공 : □P □F				

0 : 전혀 모름 1 : 공부가 더 필요함 2 : 완전히 알고 수행할 수 있음

실습후기

직장좌약

Rectal medication

20 년 월 일 조________ 학번______________ 이름______________

목 적 :

준비물 : □ 직장좌약 □ 윤활제 □ 투약카드 □ 일회용 장갑 □ 휴지 □ 변기
□ 기타(　　　　　)

순서	수 행	이론적 근거	평가		
			0	1	2
1	손을 씻는다.				
2	투약카트에서 대상자의 약물이 들어 있는 약물을 꺼내어 투약카드 또는 컴퓨터 출력물을 확인하고 투약원칙(5right)을 확인한다(대상자 등록번호, 대상자명, 약명, 용량, 투여경로, 시간 등).				
3	직장투약에 필요한 물품을 준비한다.				
4	준비한 물품을 가지고 대상자에게 가서 간호사 자신을 소개한다.				
5	대상자의 이름, 등록번호 등을 개방형으로 질문하여 대상자를 확인하고, 입원팔찌와 대조하여 대상자를 확인한다.				
6	약물투여 목적과 작용 및 유의사항을 설명한 후 다음 약물에 대한 의문사항이 있으면 질문하도록 한다.				
7	스크린으로 프라이버시를 유지한다.				
8	필요시 방수포를 대상자의 둔부밑에 깔아준다.				
9	좌측위를 취한 후 위쪽 다리를 굽히고 둔부만 노출시키고 다른 부위는 홑이불로 가려준다.				

순서	수 행	이론적 근거	평가		
			0	1	2
10	입으로 숨을 크게 쉬도록 한다.				
11	장갑을 착용하고 좌약끝과 검지에 윤활제를 바른다.				
12	부드럽게 직장벽을 따라 좌약을 5~10cm 정도 밀어 넣는다(아동 : 5cm, 성인 : 10cm).				
13	휴지로 항문을 잠시 눌러준 후 10~15분 정도 누워 있도록 한다. 좌약은 최소한 30~40분 보유하고 있어야 한다.				
14	장갑을 벗는다.				
15	투약 후에는 대상자가 편안한 체위를 취하도록 도와준다.				
16	손을 씻는다.				
17	수행결과를 대상자의 간호기록지에 기록한다. 1) 5 Right(대상자명, 약명, 용량, 투약경로, 투약시간) 2) 필요시 투약목적, 환자의 반응, 투약못한 이유				
지식	① 직장좌약 투여 금기의 경우는?				
태도	복장 : □P □F 실습자세 : □P □F 정보제공 : □P □F				

0 : 전혀 모름 1 : 공부가 더 필요함 2 : 완전히 알고 수행할 수 있음

실습후기

질좌약

Vaginal medication

20 년 월 일 조________ 학번________________이름________________

목 적 :

준비물 : □ 질좌약 □ 윤활제 □ 투약카드 □ 일회용 장갑 □ 종이타월 □ 휴지
□ 회음부 패드 □ 기타( )

순서	수 행	이론적 근거	평가		
			0	1	2
1	손을 씻는다.				
2	투약카트에서 대상자의 약물이 들어 있는 약물을 꺼내어 투약카드 또는 컴퓨터 출력물을 확인하고 투약원칙(5right)을 확인한다(대상자 등록번호, 대상자명, 약명, 용량, 투여경로, 시간 등)				
3	질내투약에 필요한 물품을 준비한다.				
4	준비한 물품을 가지고 대상자에게 가서 간호사 자신을 소개한다.				
5	대상자의 이름, 등록번호 등을 개방형으로 질문하여 대상자를 확인하고, 입원팔찌와 대조하여 대상자를 확인한다.				
6	약물투여 목적과 작용 및 유의사항을 설명한 후 다음 약물에 대한 의문사항이 있으면 질문 하도록 한다.				
7	소변을 보아 방광을 비우도록 한다.				
8	스크린으로 프라이버시를 유지한다.				
9	배횡와위(dorsal recumbent position)나 심스체위(sim's position)을 취해 주고 회음부만 노출되도록 하여 복부와 하지는 홑이불로 덮는다.				

순서	수 행	이론적 근거	평가		
			0	1	2
10	회음부를 사정하고 소독한다.				
11	장갑을 끼고 질좌약끝과 검지손가락끝에 윤활제를 바른 후 질후벽을 따라 부드럽게 8~10cm 정도 최대한 밀어 넣는다.				
12	장갑을 벗는다.				
13	앙와위에서 베개로 둔부를 올린 자세로 5~10분 정도 누워 있도록 한다.				
14	필요한 경우 회음부용 패드를 대어 준다.				
15	투약 후에는 대상자가 편안한 체위를 취하도록 도와준다.				
16	손을 씻는다.				
17	수행결과를 대상자의 간호기록지에 기록한다. 1) 5 Right(대상자명, 약명, 용량, 투약경로, 투약시간) 2) 필요시 투약목적, 환자의 반응, 투약못한 이유				
지식	① 질약 투여 전 회음부 사정내용은?				
태도	복장 : □P □F 실습자세 : □P □F 정보제공 : □P □F				

0 : 전혀 모름 1 : 공부가 더 필요함 2 : 완전히 알고 수행할 수 있음

실습후기

분무기 사용
Nebulizer Therapy

20　년　월　일　조________ 학번______________ 이름______________

목 적 :

준비물 : □ 분무기 세트(튜브, T형 튜브, 마우스피스(mouthpiece) 또는 마스크)
□ 처방된 약물 □ 분무기계 □ 생리식염수 □ 기타(　　　　　)

순서	수 행	이론적 근거	평가		
			0	1	2
1	대상자가 분무기를 사용할 수 있는지를 사정한다.				
2	손을 씻는다.				
3	투약카트에서 대상자의 약물이 들어 있는 약물을 꺼내어 투약카드 또는 컴퓨터 출력물을 확인하고 투약원칙(5right)을 확인한다(대상자 등록번호, 대상자명, 약명, 용량, 투여경로, 시간 등).				
4	분무기투약에 필요한 물품을 준비한다.				
5	준비한 물품을 가지고 대상자에게 가서 간호사 자신을 소개한다.				
6	대상자의 이름, 등록번호 등을 개방형으로 질문하여 대상자를 확인하고, 입원팔찌와 대조하여 대상자를 확인한다.				
7	대상자에게 약물 알레르기나 과민반응이 있는지 확인한다.				
8	약물투여 목적과 작용 및 유의사항을 설명한 후 다음 약물에 대한 의문사항이 있으면 질문하도록 한다.				

순서	수 행	이론적 근거	평가		
			0	1	2
9	기관지 확장제를 사용하는 경우에는 치료 전후에 심박동수를 측정한다.				
10	대상자는 되도록 앉는 자세를 취하도록 한다.				
11	분무기에 약제를 담고 기계에 연결하여 기계를 켜고 분무를 시작한다.				
12	분무 시 대상자의 입, 코 주위로 가져다 대며 눈에 들어가지 않도록 주의 한다. 인공호흡기를 사용하는 대상자는 인공호흡기의 흡인라인 쪽에 연결하여 시행한다.				
13	마우스피스를 통해 깊게 호흡을 하고 숨을 짧게 참은 후 내쉬도록 한다.				
14	모든 약물이 충분히 분무 될 때까지 서서히 깊게 호흡을 하도록 지시하며 약제가 담긴 흡입구는 수직으로 세우도록 한다.				
15	치료를 완료한 후 심호흡을 하며 기침을 하도록 격려하거나, 스스로 기침하기가 어려운 대상자는 흡인을 하여 분비물을 제거해 준다.				
16	의식이 있는 대상자의 경우, 입을 헹구어 내게 교육한다.				
17	투약 후에는 대상자가 편안한 체위를 취하도록 도와준다.				
18	손을 씻는다.				
19	수행결과를 대상자의 간호기록지에 기록한다. 1) 5 Right(대상자명, 약명, 용량, 투약경로, 투약시간) 2) 필요시 투약목적, 환자의 반응, 투약못한 이유				
20	사용한 분무기를 청결히 한다. 감염관리 원칙에 맞게 소독하고, 대상자별로 구분하여 사용한다.				

순서	수 행	이론적 근거	평가		
			0	1	2
지식	① 분무기 흡입 후 입을 헹구어 내게 하는 이유는 무엇인가?				
태도	복장 : □P □F　　실습자세 : □P □F　　정보제공 : □P □F				

0 : 전혀 모름 1 : 공부가 더 필요함 2 : 완전히 알고 수행할 수 있음

실습후기

앰플 주사약 준비

Preparing medications from ampules

20 년 월 일 조________ 학번______________ 이름______________

목 적 :

준비물 : □ 투약카드 □ 앰플 주사약 □ 멸균주사기와 주사바늘 □ 알코올솜
□ 일회용 장갑(기관의 정책에 따름) □ 투약쟁반(tray) □ 기타(   )

순서	수 행	이론적 근거	평가		
			0	1	2
1	손을 씻는다.				
2	투약카트에서 대상자의 약물이 들어 있는 약물을 꺼내어 투약카드 또는 컴퓨터 출력물을 확인하고 투약원칙(5right)을 확인한다(대상자 등록번호, 대상자명, 약명, 용량, 투여경로, 시간 등): 앰플의 라벨과 투약카드를 주의 깊게 확인한다.				
3	필요한 기구와 물품을 준비한다.				
4	손을 씻는다.				
5	한 손으로 앰플을 세워서 잡고, 다른 손의 가운데 손가락으로 약물이 앰플의 목부분아래로 내려갈 때까지 앰플의 목 윗부분을 가볍게 톡톡 두드린다.				
6	점이 표시되어 있거나 금이 그어져 있는 앰플의 목부분을 알코올솜으로 닦는다.				
7	알코올 솜으로 앰플의 목 위쪽 부분을 감싸쥔 채 재빠르게 뒤로 꺾어 목을 부러뜨린다.				
8	앰플을 약간 기울이거나 평평한 곳에 두고 주사바늘을 앰플 안으로 삽입한다. 이때 주사바늘이 앰플의 가장자리에 닿지 않도록 주의한다.				

<table>
<tr><th rowspan="2">순서</th><th rowspan="2">수 행</th><th rowspan="2">이론적 근거</th><th colspan="3">평가</th></tr>
<tr><th>0</th><th>1</th><th>2</th></tr>
<tr><td>9</td><td>주사기 내관을 뒤로 잡아당기면서 약물을 뽑아낸다. 이때 주사바늘의 끝이 약물에 닿도록 해서 약물을 잰다.</td><td></td><td></td><td></td><td></td></tr>
<tr><td>10</td><td>공기방울을 흡인했으면 거품을 뽑아 버리지 말고, 용액으로 변할 때까지 기다렸다가 주사기의 바늘 끝이 위로 향하도록 주사기를 수직적으로 세운 후 외관을 가운데 손가락으로 톡톡 두드려 공기가 위로 뜨게 한다. 그런 다음 주사기 내관을 살짝 뒤로 당겼다가 다시 밀어 올려 공기를 빼낸다. 이때, 공기방울이 흡인되었더라도 앰플 내에서는 공기를 제거하지 않는다.</td><td></td><td></td><td></td><td></td></tr>
<tr><td>11</td><td>정확한 양이 뽑아 졌는지 확인하고 바늘 뚜껑을 씌운다.</td><td></td><td></td><td></td><td></td></tr>
<tr><td>12</td><td>사용한 물품을 정리하고 손을 씻는다.</td><td></td><td></td><td></td><td></td></tr>
<tr><td>지식</td><td colspan="5">① 앰플의 목 주위를 알콜솜으로 감싸는 이유는 무엇인가?</td></tr>
<tr><td>태도</td><td colspan="5">복장 : □P □F 실습자세 : □P □F 정보제공 : □P □F</td></tr>
</table>

0 : 전혀 모름 1 : 공부가 더 필요함 2 : 완전히 알고 수행할 수 있음

실습후기

액체 형태의 바이알 주사약 준비

Preparing medications from vials containing a solution

20   년   월   일   조________ 학번________________이름________________

목 적 :

준비물 : □ 투약카드 □ 바이알 주사약 □ 멸균주사기와 주사바늘 □ 알코올솜
□ 일회용 장갑(기관의 정책에 따름) □ 투약쟁반(tray) □ 기타(   )

순서	수 행	이론적 근거	평가		
			0	1	2
1	손을 씻는다.				
2	투약카트에서 대상자의 약물이 들어 있는 약물을 꺼내어 투약카드 또는 컴퓨터 출력물을 확인하고 투약원칙(5right)을 확인한다(대상자 등록번호, 대상자명, 약명, 용량, 투여경로, 시간 등): 바이알의 라벨과 투약카드를 주의 깊게 확인한다.				
3	필요한 기구와 물품을 준비한다.				
4	손을 씻는다.				
5	바이알의 금속뚜껑을 제거하고 고무마개를 노출시킨다.				
6	알코올솜으로 바이알의 고무마개를 닦은 후 평평한 곳에 놓는다.				
7	바이엘에서 흡인해 낼 약물의 양만큼의 공기를 주사기에 잰다.				
8	한 손으로 바이알 약병을 잡고, 다른 손을 이용하여 주사바늘을 고무마개 중앙에 똑바로 삽입한 후 공기를 주입한다.				

순서	수 행	이론적 근거	평가		
			0	1	2
9	바이알을 거꾸로 들고, 주사바늘 끝이 약물용액 속에 잠기게 하여 눈높이에서 지시된 용량의 약물을 뽑는다.				
10	원하는 양을 뽑은 후, 바이알에서 주사바늘을 뺀다.				
11	주사기를 수직으로 거꾸로 세운 후 외관을 톡톡 두드려 공기방울을 위쪽으로 이동시킨다. 그런 다음 주사기내관을 뒤로 살짝 당겼다가 다시 위로 밀어 공기를 제거한다.				
12	바늘뚜껑을 씌운다.				
지식	① 바이알에서 뽑아낼 약물의 양만큼 주사기에 공기를 재서 바이알에 넣는 이유는 무엇인가?				
태도	복장 : □P □F 실습자세 : □P □F 정보제공 : □P □F				

0 : 전혀 모름 1 : 공부가 더 필요함 2 : 완전히 알고 수행할 수 있음

실습후기

분말 형태의 바이알 주사약 준비

Preparing medications from vials containing a powder

20 년 월 일 조________ 학번_______________ 이름_______________

목 적 :

준비물 : ☐ 투약카드 ☐ 바이알 주사약 ☐ 용매(증류수, 생리식염수, 또는 특수용매)
☐ 멸균주사기와 주사바늘 ☐ 알코올솜 ☐ 일회용 장갑(기관의 정책에 따름)
☐ 투약쟁반(tray) ☐ 기타( )

순서	수 행	이론적 근거	평가		
			0	1	2
1	손을 씻는다.				
2	투약카트에서 대상자의 약물이 들어 있는 약물을 꺼내어 투약카드 또는 컴퓨터 출력물을 확인하고 투약원칙(5right)을 확인한다(대상자 등록번호, 대상자명, 약명, 용량, 투여경로, 시간 등): 바이알의 라벨과 투약카드를 주의 깊게 확인한다.				
3	필요한 기구와 물품을 준비한다.				
4	손을 씻는다.				
5	바이알의 금속뚜껑을 제거하고 고무마개를 노출시킨다.				
6	알코올솜으로 바이알의 고무마개를 닦은 후 평평한 곳에 놓는다.				
7	용매를 넣기전에 분말약이 든 바이알에서 동량의 공기를 제거한다.				

순서	수 행	이론적 근거	평가		
			0	1	2
8	주사기에 용해액(멸균증류수나 멸균생리식염수)을 잰다.				
9	바이알 입구를 알콜솜으로 소독한후 바이알에 멸균 증류수나 멸균 식염수를 주입한다.				
10	분말로 된 약물이 완전히 녹을 때까지 혼합한다. 이 때 흔들지 말고 손바닥에 놓고 굴린다.				
11	바이알을 거꾸로 들고 주사바늘 끝이 약물용액 속에 잠기게 하여 눈높이에서 지시된 용량의 약물을 뽑는다.				
12	원하는 양을 뽑은 후, 바이알에서 주사바늘을 뺀다.				
13	주사기를 수직으로 거꾸로 세운 후 외관을 손가락으로 톡톡 두드려 공기방울을 위쪽으로 이동시킨다. 그런 다음 주사기 내관을 뒤로 살짝 당겼다가 다시 위로 밀어 공기를 제거한다.				
14	바늘 뚜껑을 씌운다.				
15	사용한 물품을 정리하고 손을 씻는다.				
지식	① 바이알 주사약 준비후 남은 약물을 보관하는 방법을 기술하시오. ② 약물을 녹일때 바이알을 세게 흔들지 않는 이유는 무엇인가?				
태도	복장 : □P □F 실습자세 : □P □F 정보제공 : □P □F				

0 : 전혀 모름 1 : 공부가 더 필요함 2 : 완전히 알고 수행할 수 있음

실습후기

피내주사
Intradermal injection

20　년　월　일　조________ 학번______________ 이름______________

목 적 :

준비물 : □ 투약카드 □ 주사약(바이알 또는 앰플) □ 알코올솜 □ 마른 멸균거즈
□ 멸균주사기와 주사바늘
(1cc주사기, 25~27guage의1/4~5/8inch의 주사바늘, 5cc 주사기)
□ 피부표시용 볼펜 □ 일회용 장갑 □ 투약쟁반(tray) □ 주사바늘 수집용기
□ 기타(　　)

순서	수 행	이론적 근거	평가		
			0	1	2
1	손을 씻는다.				
2	투약카트에서 대상자의 약물이 들어 있는 약물을 꺼내어 투약카드 또는 컴퓨터 출력물을 확인하고 투약원칙(5right)을 확인한다(대상자 등록번호, 대상자명, 약명, 용량, 투여경로, 시간 등): 바이알의 라벨과 투약카드를 주의 깊게 확인한다.				
3	주사기로 주사용 증류수 5cc를 앰플에서 빼낸다(바이알에 1g의 약물이 들어 있는 경우를 기준으로 한다.).				
4	약물이 든 바이알의 고무마개를 소독솜으로 닦는다.				
5	바이알에 증류수 또는 생리식염수 5cc를 멸균적으로 주입한다(약물 1000mg/5cc).				
6	바이알에 들어 있는 분말이 완전히 노을 때까지 기포가 생기지 않게 조심스럽게 바이알을 흔든다.				
7	바이알의 고무마개를 소독솜으로 다시 닦는다.				

순서	수 행		이론적 근거	평가		
				0	1	2
8	1cc주사기로 바이알에서 0.15cc의 약물을 빼낸다(30mg/0.15cc).					
9	다음 절차대로 약물을 희석한다.					
	9-1	0.15cc의 약물이 들어 있는 주사기에 증류수(또는 생리식염수) 0.85cc를 더 넣어 1cc가 되도록 한 다음 다음 주사기의 밀대를 뒤로 약간 잡아당긴 다음 주사기를 흔들어서 약물이 잘 희석되도록 한다(30mg/cc)				
	9-2	주사기의 약물을 0.1cc만 남기로 0.9cc를 버린다.				
	9-3	0.1cc의 약물이 남아 있는 주사기에 증류수(또는 생리식염수 0.9cc)를 더 넣고 주사기 밀대를 뒤로 약간 잡아 당긴 다음 주사기를 흔들어서 약물이 잘 희석되도록 한다(3mg/cc).				
	9-4	9-2와 동일한 방법으로 약물을 주사기에 0.1cc만 남기고 0.9cc를 버린다.				
	9-5	약물이 든 주사기에 증류수 또는 생리식염수 0.9cc를 더 넣고 주사기를 흔들어서 혼합한다(0.3mg/cc = 300mcg/cc).				
10	피내주사에 필요한 물품을 준비한다.					
11	준비한 물품을 가지고 대상자에게 가서 간호사 자신을 소개한다.					
12	대상자의 이름, 등록번호 등을 개방형으로 질문하여 대상자를 확인하고, 입원팔찌와 대조하여 대상자를 확인한다.					
13	대상자에게 피내주사의 목적과 절차에 대해 설명한다.					
14	손소독제로 손위생을 실시한다.					
15	적절한 피내주사 부위를 선택한다(전완의 내측면).					

순서	수 행	이론적 근거	평가		
			0	1	2
16	대상자의 팔을 침재 바닥면이나 침상 밑 탁자(over bed table)의 바닥면 위로 바로 펴서 얹은 다음 편안한 자세로 있게 한다.				
17	주사 놓을 부위를 소독솜으로 안에서 바깥쪽으로 직경 5~8cm 정도 둥글게 닦은 다음 소독액이 마를 때까지 잠시 기다린다.				
18	왼(오른)손으로 주사부위 위쪽 또는 아래쪽으로 2~3cm 떨어진 부위의 피부를 팽팽하게 잡아당긴다.				
19	주사바늘의 사면이 위로 오도록 하여 주사기와 피부와 10~15°의 각도를 유지하도록 잡은 다음 표피아래 진피층에 주사바늘의 사면이 들어갈 때 까지 피내에 삽입한다.				
20	주사바늘의 사면이 삽입되고 나면 피부를 잡아당겼던 왼(오른)손으로 주사기의 밀대를 밀어 피부에 직경이 약 5~6mm 정도의 낭포가 생길 때까지 약물을 서서히 주입한다.				
21	주사바늘을 빼낸 후 주사바늘이 빠져나온 부위로 약물이 나와 물기가 생긴 경우는 마른멸균거즈 또는 소독솜으로 살짝 닦아낸다. 작은 낭포의 둘레를 볼펜으로 동그랗게 표시한 다음, 주사약명과 투여시간을 적는다. 참고) 필요한 경우 1cc주사기에 생리식염수를 준비하여 위의 주사부위의 3~4cm 떨어진 옆에 같은 양을 피내주사하여 음성대조군을 만들어 비교한다.				
22	주사부위는 마사지 하지 않는다.				
23	주사바늘은 뚜껑을 되씌우지 않은 채 손상성 폐기물 전용용기에 버리고 사용했던 소독솜과 주사기는 일반 의료 폐기물 전용용기에 버린다.				
24	손을 씻는다.				

<table>
<tr><th rowspan="2">순서</th><th rowspan="2">수 행</th><th rowspan="2">이론적 근거</th><th colspan="3">평가</th></tr>
<tr><th>0</th><th>1</th><th>2</th></tr>
<tr><td>25</td><td>15분 후에 주사부위의 반응을 관찰한다. 결핵반응 검사는 48~72시간 후에 판독한다.</td><td></td><td></td><td></td><td></td></tr>
<tr><td>26</td><td>수행및 관찰 결과를 대상자의 간호기록지에 기록한다.
1) 5 Right(대상자명, 약명, 용량, 투약경로, 투약시간)
2) 필요시 투약목적, 환자의 반응, 투약못한 이유</td><td></td><td></td><td></td><td></td></tr>
<tr><td>지식</td><td colspan="5">① 피내주사의 목적을 설명하시오

② 피내주사가 가능한 부위를 기술하시오

③ 피부반응 검사후 판독 기준을 설명하시오</td></tr>
<tr><td>태도</td><td colspan="5">복장 : □P □F 실습자세 : □P □F 정보제공 : □P □F</td></tr>
</table>

0 : 전혀 모름 1 : 공부가 더 필요함 2 : 완전히 알고 수행할 수 있음

실습후기

피하주사
Subcutaneous injection

20 년 월 일 조________ 학번________________이름________________

목 적 :

준비물 : ☐ 투약카드 ☐ 주사약(바이알 또는 앰플) ☐ 알코올솜
☐ 멸균주사기와 주사바늘(1~3cc 주사기와 25~27G, 3/8~5/8 inch 주사바늘)
☐ 일회용 장갑 ☐ 투약쟁반(tray) ☐ 주사바늘 수집용기 ☐ 기타( )

순서	수 행	이론적 근거	평가		
			0	1	2
1	손을 씻는다.				
2	투약카트에서 대상자의 약물이 들어 있는 약물을 꺼내어 투약카드 또는 컴퓨터 출력물을 확인하고 투약원칙(5right)을 확인한다(대상자 등록번호, 대상자명, 약명, 용량, 투여경로, 시간 등): 약물의 라벨과 투약카드를 주의 깊게 확인한다.				
3	투약카드와 비교하여 정확한 약과 양을 주사기에 준비한다.				
4	필요한 기구와 물품을 준비한다.				
5	준비한 물품을 가지고 대상자에게 가서 간호사 자신을 소개한다.				
6	대상자의 이름, 등록번호 등을 개방형으로 질문하여 대상자를 확인하고, 입원팔찌와 대조하여 대상자를 확인한다.				
7	준비된 약물의 투여목적과 작용 및 유의사항에 대해 설명한다.				
8	손소독제로 손위생을 실시한다.				

순서	수 행	이론적 근거	평가		
			0	1	2
9	피하주사 부위 기록지(그림표)를 보고 주사부위를 선택한다(주사부위에 타박상, 부종, 경결, 민감성, 변색 등이 있는지 사정한 다음, 이전 주사부위를 확인하고 이번에 교대로 주사해야 할 주사부위를 확인한다).				
10	대상자에게 편안한 자세를 취하도록 하고, 주사 놓을 부위를 소독솜으로 안에서 바깥쪽으로 직경 5~8cm 정도 둥글게 닦는다.				
11	주사기를 잡지 않은 쪽 손가락 사이에 소독솜이나 마른 거즈를 끼워 놓는다.				
12	주사바늘 뚜껑을 제거하고, 주사기를 잡지 않은 손으로 주사부위 주변의 피1부를 팽팽하게 잡고, 주사바늘을 45~90°로 빠르면서도 정확하게 삽입한다.				
13	주사바늘이 삽입되면 주사기 내관을 살짝 당겨 보고 혈액이 보이지 않으면 약물을 주입한다.				
14	주사바늘을 재빨리 빼고 주사기를 빼낸 부위는 소독솜이나 마른 거즈로 살짝 눌러주되 주사부위는 마사지 하지 않는다.				
15	주사바늘은 뚜껑을 되씌우지 않은 채 손상성 폐기물 전용용기에 버리고 사용했던 소독솜과 주사기는 일반 의료 폐기물 전용용기에 버린다.				
16	손을 씻는다.				
17	수행및 관찰 결과를 대상자의 간호기록지에 기록한다. 1) 5 Right(대상자명, 약명, 용량, 투약경로, 투약시간) 2) 필요시 투약목적, 환자의 반응, 투약못한 이유				

순서	수 행	이론적 근거	평가		
			0	1	2
지식	① 피하주사의 목적을 설명하시오. ② 피하주사가 가능한 부위를 서술하시오. ③ 피하주사시 흡수 가능한 약물 용량을 기술하시오.				
태도	복장 : □P □F 실습자세 : □P □F 정보제공 : □P □F				

0 : 전혀 모름 1 : 공부가 더 필요함 2 : 완전히 알고 수행할 수 있음

실습후기

근육주사
Intramuscular injection

20 년 월 일 조________ 학번______________ 이름______________

목 적 :

준비물 : □ 투약카드 □ 주사약(바이알 또는 앰플) □ 알코올솜
□ 멸균주사기와 주사바늘(2~5cc 주사기, 19~23G, 1~1½ inch의 주사바늘)
□ 일회용 장갑 □ 투약쟁반(tray) □ 주사바늘 수집용기 □ 기타( )

순서	수 행	이론적 근거	평가		
			0	1	2
1	대상자에게 통증을 사정한다.				
2	손을 씻는다.				
3	투약카트에서 대상자의 약물이 들어 있는 약물을 꺼내어 투약카드 또는 컴퓨터 출력물을 확인하고 투약원칙(5right)을 확인한다(대상자 등록번호, 대상자명, 약명, 용량, 투여경로, 시간 등): 약물의 라벨과 투약카드를 주의 깊게 확인한다.				
4	근육주사에 필요한 약물과 용량을 정확한 방법으로 주사기에 준비한다.				
5	필요한 물품을 준비한다.				
6	준비한 물품을 가지고 대상자에게 가서 간호사 자신을 소개한다.				
7	대상자의 이름, 등록번호 등을 개방형으로 질문하여 대상자를 확인하고, 입원팔찌와 대조하여 대상자를 확인한다.				
8	준비된 약물의 투여목적과 작용 및 유의사항에 대해 설명한다.				

순서	수 행	이론적 근거	평가		
			0	1	2
9	사생활 보호를 위해 병상 간 커튼을 치거나 스크린을 친 다음 대상자의 수술부위가 눌리지 않도록 주의하고, 대상자를 옆으로 편안한 자세로 눕게 한다.				
10	손소독제로 손위생을 실시한다.				
11	왼(오른)손의 손바닥을 대상자의 오른(왼)쪽 대전자 위에, 집게손가락은 전상장골극(anterior superior iliac spine)위에 올려놓고 가운데 손가락은 장골능을 따라 V자로 벌려서 주사부위를 선정한다.				
	11-1 병변이 있거나 약하거나 단단한 부위, 종창이나 국소염증이 있는 부위나 주사시 자주 사용하는 부위는 피한다.				
	11-2 자주 주사할 경우 부위를 바꿔가며 주사한다.				
	11-3 선정된 부위의 근육크기가 투여할 약물 용량이 흡수되기 적합한지 확인한다.				
	11-4 투여하고자 하는 약물의 용량이 4cc 이상일 때 나누어서 주사한다.				
12	두손가락으로 만든 V자의 가운데 부위를 소독솜으로 안쪽에서 바깥쪽으로 직경 5~8cm정도 둥글게 닦아낸다.				
13	소독약이 마르면 왼(오른)쪽 3,4번째 손가락 사이에 소독솜을 끼워 놓은 채, 오른(왼)손으로 주사기를 집어 놀려 주사바늘 뚜껑을 제거한다.				
14	주사바늘을 90°로 유지한 다음 주사기로 둔부근육을 재빨리 찌른다.				
15	피부를 잡았던 손의 엄지와 집게손가락으로 주사기 바늘의 중심부를 잡고, 주사기를 잡았던 손으로는 주사기의 밀대를 뒤로 당긴다.				
16	주사기로 혈액이 나오지 않는다면 주사기 밀대를 당겨보던 손의 엄지손가락으로 밀대를 밀어서 약물을 천천히 주입한다. 만약 혈액이 주사기 안으로 들어오면 즉시 주사바늘을 빼낸 다음 주사기와 약물을 버리고 투약준비를 다시 한다.				

<table>
<tr><th rowspan="2">순서</th><th rowspan="2">수 행</th><th rowspan="2">이론적 근거</th><th colspan="3">평가</th></tr>
<tr><th>0</th><th>1</th><th>2</th></tr>
<tr><td>16</td><td>약물 주입이 끝나면 왼(오른) 손가락에 끼워둔 소독솜으로 주사부위를 누르면서 둔부에 주사바늘 삽입할 때와 같은 각도록 주사기를 재빨리 빼낸다.</td><td></td><td></td><td></td><td></td></tr>
<tr><td>17</td><td>금기가 아니면 주사부위를 마사지 해 준다.</td><td></td><td></td><td></td><td></td></tr>
<tr><td>18</td><td>주사후의 기대효과에 대해 설명한다.</td><td></td><td></td><td></td><td></td></tr>
<tr><td>19</td><td>주사바늘은 뚜껑을 되씌우지 않은 채 손상성 폐기물 전용용기에 버리고 사용했던 소독솜과 주사기는 일반 의료 폐기물 전용용기에 버린다.</td><td></td><td></td><td></td><td></td></tr>
<tr><td>20</td><td>손을 씻는다.</td><td></td><td></td><td></td><td></td></tr>
<tr><td>21</td><td>수행 및 관찰 결과를 대상자의 간호기록지에 기록한다.
1) 5 Right(대상자명, 약명, 용량, 투약경로, 투약시간)
2) 필요시 투약목적, 환자의 반응, 투약못한 이유</td><td></td><td></td><td></td><td></td></tr>
<tr><td>지식</td><td colspan="5">① 근육주사가 가능한 부위를 기술하시오.

② 근육주사시 흡수 가능한 약물 용량을 확인하시오.</td></tr>
<tr><td>태도</td><td colspan="5">복장 : □P □F 실습자세 : □P □F 정보제공 : □P □F</td></tr>
</table>

0 : 전혀 모름 1 : 공부가 더 필요함 2 : 완전히 알고 수행할 수 있음

실습후기

Z-track 기법을 적용한 근육주사
Intramuscular injection using a Z-track technique

20　　년　　월　　일　　조________ 학번______________ 이름______________

목　적 :

준비물 : □ 투약카드 □ 주사약(바이알 또는 앰플) □ 알코올솜
□ 멸균주사기와 주사바늘(2~5cc 주사기, 19~23G, 1~1½ inch의 주사바늘)
□ 일회용 장갑 □ 투약쟁반(tray) □ 주사바늘 수집용기 □ 기타(　　　　　)

순서	수　행	이론적 근거	평가		
			0	1	2
1	손을 씻는다.				
2	투약카트에서 대상자의 약물이 들어 있는 약물을 꺼내어 투약카드 또는 컴퓨터 출력물을 확인하고 투약원칙(5right)을 확인한다(대상자 등록번호, 대상자명, 약명, 용량, 투여경로, 시간 등): 약물의 라벨과 투약카드를 주의 깊게 확인한다.				
3	근육주사에 필요한 약물과 용량을 정확한 방법으로 주사기에 준비한다. 이때 주사기에 0.2cc의 공기를 주입한다.				
4	필요한 물품을 준비한다.				
5	준비한 물품을 가지고 대상자에게 가서 간호사 자신을 소개한다.				
6	대상자의 이름, 등록번호 등을 개방형으로 질문하여 대상자를 확인하고, 입원팔찌와 대조하여 대상자를 확인한다.				
7	준비된 약물의 투여목적과 작용 및 유의사항에 대해 설명한다.				

순서	수 행	이론적 근거	평가		
			0	1	2
8	사생활 보호를 위해 병상 간 커튼을 치거나 스크린을 친 다음 대상자의 수술부위가 눌리지 않도록 주의하고, 대상자를 옆으로 편안한 자세로 눕게 한다.				
9	손소독제로 손위생을 실시한다.				
10	왼(오른)손의 손바닥을 대상자의 오른(왼)쪽 대전자 위에, 집게손가락은 전상장골극(anterior superior iliac spine)위에 올려놓고 가운데 손가락은 장골능을 따라 V자로 벌려서 주사부위를 선정한다.				
11	주사기를 잡지 않은 손의 척골면 모서리를 이용해 주사부위피부를 약 2.5~3.5cm 정도 잡아당겨 팽팽하게 한다.				
12	선정된 부위를 소독솜으로 안쪽에서 바깥쪽으로 직경 5~8cm 정도 둥글게 닦아낸다.				
13	소독약이 마르면 왼(오른)쪽 3,4번째 손가락 사이에 소독솜을 끼워 놓은 채, 오른(왼)손으로 주사기를 집어 놀려 주사바늘 뚜껑을 제거한다.				
14	주사바늘을 90°로 유지한 다음 주사기로 둔부근육을 재빨리 찌른다.				
15	피부를 잡았던 손의 엄지와 집게손가락으로 주사기 바늘의 중심부를 잡고, 주사기를 잡았던 손으로는 주사기의 밀대를 뒤로 당긴다.				
16	주사기로 혈액이 나오지 않는다면 주사기 밀대를 당겨보던 손의 엄지손가락으로 밀대를 밀어서 약물을 천천히 주입한다(약물을 10초/㎖의 속도).				
17	약물 주입 후에도 피부를 팽팽하게 잡아당긴 채 10초정도 그대로 있는다.				
18	약물 주입이 끝나면 왼(오른) 손가락에 끼워둔 소독솜으로 주사부위를 누르면서 둔부에 주사바늘 삽입할 때와 같은 각도록 주사기를 부드럽게 빼낸다.				

<table>
<tr><th rowspan="2">순서</th><th rowspan="2">수 행</th><th rowspan="2">이론적 근거</th><th colspan="3">평가</th></tr>
<tr><th>0</th><th>1</th><th>2</th></tr>
<tr><td>19</td><td>주사바늘을 제거한 후, 피부를 당기고 있었던 손을 재빨리 놓아 당겨진 피부가 제자리로 돌아오게 한다.</td><td></td><td></td><td></td><td></td></tr>
<tr><td>20</td><td>주사부위를 문지르지 않는다.</td><td></td><td></td><td></td><td></td></tr>
<tr><td>21</td><td>주사후의 기대효과 및 이상증상에 대해 설명하고, 이상증상 발생 시 즉시 알리도록 한다.</td><td></td><td></td><td></td><td></td></tr>
<tr><td>22</td><td>주사바늘은 뚜껑을 되씌우지 않은 채 손상성 폐기물 전용용기에 버리고 사용했던 소독솜과 주사기는 일반 의료 폐기물 전용용기에 버린다.</td><td></td><td></td><td></td><td></td></tr>
<tr><td>23</td><td>손을 씻는다.</td><td></td><td></td><td></td><td></td></tr>
<tr><td>24</td><td>수행 및 관찰 결과를 대상자의 간호기록지에 기록한다.
1) 5 Right(대상자명, 약명, 용량, 투약경로, 투약시간)
2) 필요시 투약목적, 환자의 반응, 투약못한 이유</td><td></td><td></td><td></td><td></td></tr>
<tr><td>지식</td><td colspan="5">① Z-track 기법을 적용한 근육주사가 가능한 부위를 기술하시오.

② Z-track 기법을 적용하는 이유를 설명하시오.</td></tr>
<tr><td>태도</td><td colspan="5">복장 : □P □F 실습자세 : □P □F 정보제공 : □P □F</td></tr>
</table>

0 : 전혀 모름 1 : 공부가 더 필요함 2 : 완전히 알고 수행할 수 있음

실습후기

정맥주사(정맥내 일회용량 주입)

Bolus IV

20　년　　월　　일　　조________ 학번______________이름______________

목　적 :

준비물 : □ 투약카드(혹은 투약처방) □ 약물(처방에 의한 앰플나 바이알)
□ 희석액(필요시) □ 멸균주사기(약물용량에 적절한 크기) □ 주사바늘(21~26G)
□ 23G 나비바늘 □ 지혈대(tourniquier) □ 투약쟁반(tray) □ 알코올솜
□ 접착테이프　　□ 기타(　　　　　　)

순서	수　행	이론적 근거	자가 평가		
			0	1	2
1	손을 씻는다.				
2	투약카트에서 대상자의 약물이 들어 있는 약물을 꺼내어 투약카드 또는 컴퓨터 출력물을 확인하고 투약원칙(5right)을 확인한다(대상자 등록번호, 대상자명, 약명, 용량, 투여경로, 시간 등): 앰플과 바이알의 라벨과 투약카드를 주의 깊게 확인한다.				
3	투약카드와 비교하여 정확한 약과 양을 주사기에 무균적으로 준비한다.				
4	필요한 기구와 물품을 준비한다.				
5	준비한 물품을 가지고 대상자에게 가서 간호사 자신을 소개한다.				
6	대상자의 이름, 등록번호 등을 개방형으로 질문하여 대상자를 확인하고, 입원팔찌와 대조하여 대상자를 확인한다.				
7	준비된 약물의 투여목적과 작용 및 유의사항에 대해 설명한다.				
8	손소독제로 손위생을 실시한다.				

순서	수 행		이론적 근거	평가		
				0	1	2
9	대상자는 눕거나 앉은 편안한 자세에서 삽입부위는 심장보다 낮은 부위로 한다.					
10	정맥주사하려는 부위보다 12~15cm 위에 지혈대를 묶어 정맥귀환을 차단하되, 너무 세게 묶어서 동맥을 차단해서는 안 된다. (요골맥박을 촉진하여 동맥의 박동을 확인한다.					
11	적절한 주사부위를 선정한다.					
12	삽입하고자 하는 정맥을 선택한 다음 손 소독제로 다시 손 소독을 한다.					
13	알코올 솜으로 삽입부위의 중심으로부터 지름이 약 5~8cm 되도록 바깥을 향해 원을 그리며 3~4회 소독하고 알코올이 건조할 때 까지 기다린다.					
14	주사기나 나비바늘을 잡지 않은 쪽의 엄지손가락으로 삽입부위에서 5~7.5cm 아래쪽 피부를 팽팽히 잡아당긴다.					
15	약물을 주입한다.					
	15-1	주사바늘을 이용한 약물 주입 : 주사기 내에 공기가 없는지 확인 후 바늘 사면(bevel)을 위로 하여 10°~30°로 주사기를 잡고 재빨리 찌른다.				
	15-2	나비바늘을 이용한 약물 주입 : 나비침과 연결된 튜브에 약물을 채워서 공기를 제거한 후 바늘사면을 위로하여 10°~30°로 잡고 재빨리 찌른다.				
16	주사기의 밀대를 당겨보아 정맥혈이 역류되면 지혈대를 풀고 약물을 1분에 걸쳐 천천히 밀어 넣는다.					
17	약물을 다 주입한 다음 바늘을 신속히 뺀 후 천자부위가 지혈되도록 알코올 솜으로 꼭 눌러 준다.					
18	주사부위의 출혈이 멈추면 기관에 따라서 멸균 드레싱 등을 실시한다.					
19	주사부위를 문지르지 않는다.					
20	주사후의 기대효과 및 이상증상에 대해 설명하고, 이상증상 발생 시 즉시 알리도록 한다.					

순서	수 행	이론적 근거	평가		
			0	1	2
21	주사바늘은 뚜껑을 되씌우지 않은 채 손상성 폐기물 전용용기에 버리고 사용했던 소독솜과 주사기는 일반 의료 폐기물 전용용기에 버린다.				
22	손을 씻는다.				
23	수행 및 관찰 결과를 대상자의 간호기록지에 기록한다. 1) 5 Right(대상자명, 약명, 용량, 투약경로, 투약시간) 2) 필요시 투약목적, 환자의 반응, 투약못한 이유				
지식	① 정맥주입으로 흔히 선택되는 혈관은 무엇인가?				
태도	복장 : □P □F 실습자세 : □P □F 정보제공 : □P □F				

0 : 전혀 모름 1 : 공부가 더 필요함 2 : 완전히 알고 수행할 수 있음

실습후기

혈관 카테터를 이용한 정맥내 수액 주입

Intravenous infusions using an angio-catheter

20 년 월 일 조________ 학번______________ 이름______________

목 적 :

준비물 : □ 처방된 정맥용 수액 □ 정맥주사용 수액세트 □ 바늘(혈관카테터, angio-needle)
□ 지혈대 □ 알코올솜 또는 포비돈 스틱 □ 정맥용 수액걸대 □ (종이)반창고
□ 전자주입펌프(필요시) □ 베타딘(필요시) □ 지지대 □ 일회용 장갑 □ 투약카드
□ 곡반 □ 투명필름드레싱 또는 거즈 □ 접착테이프 기타(   )

순서	수 행	이론적 근거	평가		
			0	1	2
* 수액 준비					
1	손을 씻는다.				
2	투약카트에서 대상자의 약물이 들어 있는 약물을 꺼내어 투약카드 또는 컴퓨터 출력물을 확인하고 투약원칙(5right)을 확인한다(대상자 등록번호, 대상자명, 약명, 용량, 투여경로, 시간 등): 수액, 앰플 및 바이알의 라벨과 투약카드를 주의 깊게 확인한다.				
3	투약카드와 비교하여 정확한 수액과 약물을 준비한다.				
4	수액백에 날짜, 등록번호, 대상자 이름, 수액명, 용량, 주입속도 등이 적혀 있는 라벨을 붙인다.				
5	수액 주입 전에 용액의 투명도, 출고일, 멸균상태 등을 확인한다. 플라스틱 제품의 경우 뜯어지거나 새는 곳이 없는지 확인한다.				
6	정맥 주입용액과 정맥 주입용 세트를 연결한다.				

순서	수 행		이론적 근거	평가 0	평가 1	평가 2
	6-1	멸균포장과 정맥 주입용액을 개봉 할 때 무균술을 유지한다. 정맥 수액 세트 끝에 있는 플라스틱 캡(보호 뚜껑)은 정맥 주사를 시작할 때까지 열지 않는다.				
	6-2	수액백의 주입구와 수액세트를 연결할 때는 멸균상태를 유지하면서 수액세트의 조절기를 잠그고 삽입 침(spike)을 끼워 넣는다.				
	6-3	수액 병을 걸대에 걸어놓고 수액세트의 점적통(drip chamber)을 꼭 눌러 점적통의 1/2정도를 수액으로 채운다.				
	6-4	수액세트 끝의 뚜껑을 벗기고 조절기를 풀어서 튜브에 있는 공기방울이 모두 제거될 때까지 수액을 흘려보낸 후 조절기를 잠근다.				
	6-5	만약 주입펌프(infusion pump)가 사용된다면 튜브를 삽입하고 처방이나 설명서의 지침에 따라 주입속도를 조절한다.				
7	준비한 물품을 가지고 대상자에게 가서 간호사 자신을 소개한다.					
8	대상자의 이름, 등록번호 등을 개방형으로 질문하여 대상자를 확인하고, 입원팔찌와 대조하여 대상자를 확인한다.					
9	준비된 약물의 투여목적과 작용 및 유의사항에 대해 설명한다.					
10	손소독제로 손위생을 실시한다.					
* 정맥주사 부위 선택 및 준비						
11	침상옆의 수액 걸대에 수액 백을 걸고 수액세트의 끝을 대상자에게 주사할 부위 가까이에 둔다.					
12	대상자에게 편안한 자세를 취하도록 하고 팔을 심장보다 낮게 위치하도록 한 다음 정맥상태를 확인한다.					
13	치료적 목적에 따라 삽입부위를 선택하며 대상자의 선호도, 치료기간에 따라 원위부에서 시작하여 근위부로 선택한다.					
14	정맥이 충분히 확장되지 않으면					

순서	수 행	이론적 근거	평가		
			0	1	2
	14-1 팔의 위치는 심장보다 낮게 한다.				
	14-2 주먹을 오므렸다 폈다 하게한다.				
	14-3 정맥 벽을 손가락으로 가볍게 두드린다.				
	14-4 (지혈대를 제거하고)온찜질을 한다.				
* 정맥천자					
15	정맥 천자할 부위를 선택한다.				
16	정맥주사하려는 부위보다 12~15cm 위에 지혈대를 묶어 정맥귀환을 차단하되 너무 세게 묶어서 동맥을 차단해서는 안 된다(요골맥박을 촉진하여 동맥의 박동을 확인한다.)				
17	삽입할 카테터의 길이보다 정맥이 곧고 길게 두드러진 부위를 선택한 후 알코올 젤로 다시 손 소독을 한다.				
18	알코올 솜으로 삽입부위를 중심으로부터 지름이 약 5~8cm 되도록 바깥을 향해 원을 그리며 3~4회 소독하고 알코올이 건조할 때까지 기다린다.				
19	정맥천자할 부위의 위쪽이나 아래쪽으로 2~3cm 떨어진 부분의 피부를 왼(오른)쪽 엄지손가락으로 팽팽히 잡아당긴 다음 오른(왼)손으로 카테터의 사면이 위로 오도록 잡고 15~30°로 혈류 방향을 따라 카테터를 정맥내로 삽입한다.				
20	카테터 내로 혈액이 역류되면 카테터의 중심부를 잡고 카테터의 삽입각도를 약간 낮추면서 카테터를 혈관으로 진입시키면서 카테터 길이만큼 탐침을 조금씩 빼낸다.				
21	스테인리스스틸 주사바늘이나 나비바늘 : 혈액이 역류하는지 확인 한 후 그대로 더 밀어 넣는다. 이때 갑자기 저항이 없어지면 혈액이 주사 바늘 속으로 들어간 것을 의미한다.				
22	카테터가 완전히 삽입된 후 카테터를 잡지 않은 손으로 지혈대를 푼다.				

순서	수 행	이론적 근거	평가		
			0	1	2
23	탐침제거 시 카테터 끝부분을 엄지손가락으로 눌러 주어 혈액이 카테터를 통해 흘러내리지 않도록 한다.				
24	한 손은 카테터가 삽입되어 있는 부위르 눌러 주고 다른 한손은 수액세트의 튜브를 잡아서 카테터의 중심부와 연결한다.				
25	연결 후 수액세트의 조절기를 재빨리 열어 수액이 잘 들어가는지 확인한다.				
26	천자부위에 부종, 통증 등 침윤증상이 있는지 주사부위의 조직을 관찰한다.				
27	카테터에서 손을 뗀 다음 주사부위 주변의 튜브를 고리로 만들어 바늘의 당김을 막기 위해 반창고로 고정한다. 주사바늘의 삽입 위치가 불안정하면 해당관절부위에 부목을 대어준다.				
28	처방에 따라 수액세트의 조절기를 열어 수액의 주입 속도를 조절하거나, 주입펌프의 경우 지시된 주입속도를 따른다.				
29	반창고나 투명필름드레싱 위에 사용된 바늘의 크기, 삽입 날짜와 시간, 삽입자등을 기입한다.				
30	대상자가 편안한 자세를 취하도록 돕는다.				
31	주사바늘은 뚜껑을 되씌우지 않은 채 손상성 폐기물 전용용기에 버리고 사용했던 소독솜과 주사기는 일반 의료 폐기물 전용용기에 버린다.				
32	손을 씻는다.				
33	수행 및 관찰 결과를 대상자의 간호기록지에 기록한다. 1) 5 Right(대상자명, 약명, 용량, 투약경로, 투약시간) 2) 필요시 투약목적, 환자의 반응, 투약못한 이유				

<table>
<tr><th rowspan="2">순서</th><th rowspan="2">수 행</th><th rowspan="2">이론적 근거</th><th colspan="3">평가</th></tr>
<tr><th>0</th><th>1</th><th>2</th></tr>
<tr><td>지식</td><td colspan="5">① 정맥을 확장시키는 방법은 무엇인가?</td></tr>
<tr><td>태도</td><td colspan="5">복장 : □P □F 실습자세 : □P □F 정보제공 : □P □F</td></tr>
</table>

0 : 전혀 모름 1 : 공부가 더 필요함 2 : 완전히 알고 수행할 수 있음

실습후기

수액 주입 유지

Maintaining Fluid IV Infusion

20　　년　　월　　일　　조________ 학번______________이름______________

목　적 :

준비물 : □ 기타(　　　　　　　　)

순서	수　행	이론적 근거	평가		
			0	1	2
1	손을 씻는다.				
2	처방을 확인하여 투약 약물, 주입용량, 유형 및 주입 속도 등을 확인한다.				
3	준비한 물품을 가지고 대상자에게 가서 간호사 자신을 소개한다.				
4	대상자의 이름, 등록번호 등을 개방형으로 질문하여 대상자를 확인하고, 입원팔찌와 대조하여 대상자를 확인한다.				
5	대상자에게 목적과 절차에 대해 설명한다.				
6	카테터와 수액세트는 72~96시간마다 교환한다.				
7	최소 2시간마다 수액이 잘 들어가는지 확인하며 삽입부위의 부종, 통증, 침윤을 확인한다.				
* 주사부위와 순환계 과잉 증상					
7-1	**침윤 증상** : 주사부위의 부종, 통증, 냉감 등				
7-2	**정맥염** : 주사부위의 발적, 종창, 통증, 작열감				
7-3	부위의 출혈 여부				

순서	수 행	이론적 근거	평가		
			0	1	2
8	주기적으로 주입속도를 점검한다. * 주입률 계산법<표준공식> : 방울 / 분 = 용량(mL) × drop factor(gtt/mL) / 시간(분)				
지식	① 1000mL의 수액을 24시간 동안 정맥주입하려면 분당 방울수는 얼마인가?				
태도	복장 : □P □F 실습자세 : □P □F 정보제공 : □P □F				

0 : 전혀 모름 1 : 공부가 더 필요함 2 : 완전히 알고 수행할 수 있음

실습후기

수액백 교환
Changing fluid

20　년　　월　　일　　조________ 학번________________이름________________

목　적 :

준비물 : □ 기타(　　　　　　　)

순서	수　행	이론적 근거	평가		
			0	1	2
1	손을 씻는다.				
2	투약카트에서 대상자의 약물이 들어 있는 약물을 꺼내어 투약카드 또는 컴퓨터 출력물을 확인하고 투약원칙(5right)을 확인한다(대상자 등록번호, 대상자명, 약명, 용량, 투여경로, 시간 등): 수액, 앰플 및 바이알의 라벨과 투약카드를 주의 깊게 확인한다.				
3	투약카드와 비교하여 정확한 수액과 약물을 준비한다.				
4	수액백에 날짜, 등록번호, 대상자 이름, 수액명, 용량, 주입속도 등이 적혀 있는 라벨을 붙인다.				
5	수액 주입 전에 용액의 투명도, 출고일, 멸균상태 등을 확인한다. 플라스틱 제품의 경우 뜯어지거나 새는 곳이 없는지 확인한다.				
6	준비한 물품을 가지고 대상자에게 가서 간호사 자신을 소개한다.				
7	대상자의 이름, 등록번호 등을 개방형으로 질문하여 대상자를 확인하고, 입원팔찌와 대조하여 대상자를 확인한다.				
8	준비된 약물의 투여목적과 작용 및 유의사항에 대해 설명한다.				
9	손소독제로 손위생을 실시한다.				

<table>
<tr><th rowspan="2">순서</th><th rowspan="2">수 행</th><th rowspan="2">이론적 근거</th><th colspan="3">평가</th></tr>
<tr><th>0</th><th>1</th><th>2</th></tr>
<tr><td>10</td><td>새로운 수액백의 뚜껑을 제거하고 알코올 솜으로 소독한 후 입구가 주변에 닿지 않도록 한다.</td><td></td><td></td><td></td><td></td></tr>
<tr><td>11</td><td>수액세트의 조절기를 잠근다.</td><td></td><td></td><td></td><td></td></tr>
<tr><td>12</td><td>수액백을 정맥주사용 걸대에서 내린 다음 거꾸로 세워 삽입침(spike)이 오염되지 않도록 주의하여 뽑는다.</td><td></td><td></td><td></td><td></td></tr>
<tr><td>13</td><td>새로운 수액백에 삽입 침을 꽂은 다음 정맥 걸대에 다시 건다. 이때 수액 세트가 꼬이지 않도록 주의한다.</td><td></td><td></td><td></td><td></td></tr>
<tr><td>14</td><td>수액세트의 조절기를 이용하여 용액 주입속도를 조절한다.</td><td></td><td></td><td></td><td></td></tr>
<tr><td>15</td><td>교환날짜와 시간을 기록한다.</td><td></td><td></td><td></td><td></td></tr>
<tr><td>지식</td><td colspan="5">① 수액백 교환시 수액세트의 조절기를 잠그는 이유를 서술하시오.</td></tr>
<tr><td>태도</td><td colspan="5">복장 : □P □F 실습자세 : □P □F 정보제공 : □P □F</td></tr>
</table>

0 : 전혀 모름 1 : 공부가 더 필요함 2 : 완전히 알고 수행할 수 있음

실습후기

수액백과 수액세트 교환

Changing fluid and IV set

20 년 월 일 조________ 학번________________이름________________

목 적 :

준비물 : □ 기타( )

순서	수 행	이론적 근거	평가		
			0	1	2
1	손을 씻는다.				
2	투약카트에서 대상자의 약물이 들어 있는 약물을 꺼내어 투약카드 또는 컴퓨터 출력물을 확인하고 투약원칙(5right)을 확인한다(대상자 등록번호, 대상자명, 약명, 용량, 투여경로, 시간 등): 수액, 앰플 및 바이알의 라벨과 투약카드를 주의 깊게 확인한다.				
3	투약카드와 비교하여 정확한 수액과 약물을 준비한다.				
4	수액백에 날짜, 등록번호, 대상자 이름, 수액명, 용량, 주입속도 등이 적혀 있는 라벨을 붙인다.				
5	수액 주입 전에 용액의 투명도, 출고일, 멸균상태 등을 확인한다. 플라스틱 제품의 경우 뜯어지거나 새는 곳이 없는지 확인한다.				
6	새 수액세트를 열고 삽입침의 보호마개를 벗긴 후, 멸균상태를 유지 하면서 알코올 솜으로 소독한 후 새로운 용기에 꽂는다.				
7	새로운 수액세트의 조절기를 잠그고 정맥걸대에 수액백을 건다. 수액세트의 점적통을 눌러 점적통의 1/2 정도로 채운다.				

순서	수 행	이론적 근거	평가		
			0	1	2
8	수액세트 끝에 있는 플라스틱 캡(보호용 뚜껑)을 제거하고 조절기를 열어 모든 공기방울이 사라질 때까지 수액이 수액세트를 흐르한 조절기를 잠근다.				
9	준비한 물품을 가지고 대상자에게 가서 간호사 자신을 소개한다.				
10	대상자의 이름, 등록번호 등을 개방형으로 질문하여 대상자를 확인하고, 입원팔찌와 대조하여 대상자를 확인한다.				
11	준비된 약물의 투여목적과 작용 및 유의사항에 대해 설명한다.				
12	손소독제로 손위생을 실시한다.				
13	정맥주사 삽입주위에 반창고를 느슨하게 하여 주의해서 드레싱과 반창고를 제거한다.				
14	이전의 수액세트의 조절기를 잠근다. 한 손으로 주사바늘의 중심부를 잡고 다른 손으로 비틀어 수액세틀 제거한다.				
15	계속 주사바늘을 잡고 있으면서 다른 손으로 새로운 수액세트 끝의 보호용 뚜껑을 제거하여 멸균상태를 유지 하면서 주사바늘 중심부에 부착한다.				
16	조절기를 열어 수액이 흐르도록 한다.				
17	주사바늘을 반창고로 고정한다. 기관의 규칙에 따라 멸균드레싱을 다시하고 용기에 라벨을 부착한다.				
18	지시대로 주입속도를 조절하고 새지 않는지 관찰한다.				
19	대상자가 편안한 자세를 취하도록 돕는다.				
20	주사바늘은 뚜껑을 되씌우지 않은 채 손상성 폐기물 전용용기에 버리고 사용했던 소독솜과 주사기는 일반 의료 폐기물 전용용기에 버린다.				
21	손을 씻는다.				

<table>
<tr><th rowspan="2">순서</th><th rowspan="2">수 행</th><th rowspan="2">이론적 근거</th><th colspan="3">평가</th></tr>
<tr><th>0</th><th>1</th><th>2</th></tr>
<tr><td>22</td><td>수행 및 관찰 결과를 대상자의 간호기록지에 기록한다.
1) 5 Right(대상자명, 약명, 용량, 투약경로, 투약시간)
2) 필요시 투약목적, 환자의 반응, 투약못한 이유</td><td></td><td></td><td></td><td></td></tr>
<tr><td>지식</td><td colspan="5">① 수액세트, 혈관카테터 교환시기와 드레싱에 대해 서술하시오.</td></tr>
<tr><td>태도</td><td colspan="5">복장 : □P □F 실습자세 : □P □F 정보제공 : □P □F</td></tr>
</table>

0 : 전혀 모름 1 : 공부가 더 필요함 2 : 완전히 알고 수행할 수 있음

실습후기

수액백에 약물첨가(새 수액백)

Mixing medicine to new fluid

20 년 월 일 조________ 학번________________이름________________

목 적 :

준비물 : □ 투약카드(혹은 투약처방) □ 약물(처방에 의한 앰플이나 바이알)
□ 희석액(필요시) □ 멸균주사기(약물용량에 적절한 크기)
□ 주사바늘(21~25G) □ 알코올솜 □ 투약라벨 □ 접착테이프 □ 기타( )

순서	수 행	이론적 근거	평가		
			0	1	2
1	손을 씻는다.				
2	투약카트에서 대상자의 약물이 들어 있는 약물을 꺼내어 투약카드 또는 컴퓨터 출력물을 확인하고 투약원칙(5right)을 확인한다(대상자 등록번호, 대상자명, 약명, 용량, 투여경로, 시간 등): 수액, 앰플 및 바이알의 라벨과 투약카드를 주의 깊게 확인한다.				
3	투약카드와 비교하여 정확한 수액과 약물을 준비한다.				
4	수액백에 날짜, 등록번호, 대상자 이름, 수액명, 용량, 주입속도 등이 적혀 있는 라벨을 붙인다.				
5	수액 주입 전에 용액의 투명도, 출고일, 멸균상태 등을 확인한다. 플라스틱 제품의 경우 뜯어지거나 새는 곳이 없는지 확인한다.				
6	수액용기의 주입구를 알코올 솜으로 닦는다.				

순서	수 행		이론적 근거	평가		
				0	1	2
	6-1	수액용기가 비닐 백인 경우 : 약물주입포트를 알코올 솜으로 닦는다.				
	6-2	수액용기가 유리병인 경우 : 뚜껑을 제거하여 알코올 솜으로 닦는다.				
7	준비해 놓은 약물이 든 주사기로 바늘 뚜껑을 제거하여 수액 주입구의 가운데로 바늘을 삽입한 다음 약물을 주입한다.					
8	주사기를 제거한 후 수액백을 부드럽게 돌리거나 앞뒤로 기울이며 흔들어서 약물을 혼합한다.					
9	새 수액용기에 첨가약물의 종류, 용량, 날짜와 시간, 약물을 첨가한 간호사의 서명을 적은 라벨을 붙인다.					
10	준비한 물품을 가지고 대상자에게 가서 간호사 자신을 소개한다.					
11	대상자의 이름, 등록번호 등을 개방형으로 질문하여 대상자를 확인하고, 입원팔찌와 대조하여 대상자를 확인한다.					
12	준비된 약물의 투여목적과 작용 및 유의사항에 대해 설명한다.					
13	손소독제로 손위생을 실시한다.					
14	정맥 수액세트와 수액백을 연결하여 걸대에 건다.					
15	처방대로 주입속도를 조절한다.					
16	대상자가 편안한 자세를 취하도록 돕는다.					
17	주사바늘은 뚜껑을 되씌우지 않은 채 손상성 폐기물 전용용기에 버리고 사용했던 소독솜과 주사기는 일반 의료 폐기물 전용용기에 버린다.					
18	손을 씻는다.					

순서	수 행	이론적 근거	평가		
			0	1	2
19	수행 및 관찰 결과를 대상자의 간호기록지에 기록한다. 1) 5 Right(대상자명, 약명, 용량, 투약경로, 투약시간) 2) 필요시 투약목적, 환자의 반응, 투약못한 이유				
지식	① 투약의 5가지 원칙에 대해 서술하시오.				
태도	복장 : □P □F 실습자세 : □P □F 정보제공 : □P □F				

0 : 전혀 모름 1 : 공부가 더 필요함 2 : 완전히 알고 수행할 수 있음

실습후기

정맥 수액백에 약물첨가(주입중인 수액백)

Mixing medicine to fluid

20 년 월 일 조________ 학번______________ 이름______________

목 적 :

준비물 : □ 기타( )

순서	수 행	이론적 근거	평가		
			0	1	2
1	손을 씻는다.				
2	투약카트에서 대상자의 약물이 들어 있는 약물을 꺼내어 투약카드 또는 컴퓨터 출력물을 확인하고 투약원칙(5right)을 확인한다(대상자 등록번호, 대상자명, 약명, 용량, 투여경로, 시간 등): 수액, 앰플 및 바이알의 라벨과 투약카드를 주의 깊게 확인한다.				
3	투약카드와 비교하여 정확한 수액과 약물을 준비한다.				
4	준비한 물품을 가지고 대상자에게 가서 간호사 자신을 소개한다.				
5	대상자의 이름, 등록번호 등을 개방형으로 질문하여 대상자를 확인하고, 입원팔찌와 대조하여 대상자를 확인한다.				
6	준비된 약물의 투여목적과 작용 및 유의사항에 대해 설명한다.				
7	손소독제로 손위생을 실시한다.				
8	주입 중인 수액이 약물을 혼합하기에 적절한지, 희석률 등을 확인한다.				
9	수액세트의 조절기를 잠근다.				

순서	수 행	이론적 근거	평가		
			0	1	2
10	약물주입구를 소독 솜으로 닦은 후, 수액백을 한 손으로 잡으면서 주입기에 주사기를 조심스럽게 삽입하여 약물을 주입한다.				
11	걸대에서 수액백을 내려 부드럽게 돌린다.				
12	수액용기를 다시 걸대에 걸고 조절기를 이용하여 처방 된 주입속도로 조절한다.				
13	첨가약물의 종류, 용량, 날짜와 시간 등을 적은 라벨을 거꾸로 부착하거나 표면에 해당내용을 표기한다.				
14	처방대로 주입속도를 조절한다.				
15	대상자가 편안한 자세를 취하도록 돕는다.				
16	주사바늘은 뚜껑을 되씌우지 않은 채 손상성 폐기물 전용용기에 버리고 사용했던 소독솜과 주사기는 일반 의료 폐기물 전용용기에 버린다.				
17	손을 씻는다.				
18	수행 및 관찰 결과를 대상자의 간호기록지에 기록한다. 1) 5 Right(대상자명, 약명, 용량, 투약경로, 투약시간) 2) 필요시 투약목적, 환자의 반응, 투약못한 이유				
지식	① 약물을 첨가하기 전 수액백의 수액량을 확인하는 이유는 무엇인가?				
태도	복장 : □P □F 실습자세 : □P □F 정보제공 : □P □F				

0 : 전혀 모름 1 : 공부가 더 필요함 2 : 완전히 알고 수행할 수 있음

실습후기

용량조절세트, 피기백, 주입펌프를 이용한 정맥주입
Volum control set or Piggyback or Infusion pump

20　년　　월　　일　　조________ 학번______________이름______________

목　적 :

준비물 : ☐ 용량조절 세트(volume control set) ☐ 약물(처방에 의한 앰플이나 바이알)
☐ 20~21G 크기의 주사바늘과 멸균 주사기 ☐ 주입펌프(infusion pump) ☐ 수액
☐ 주입펌프용 정맥수액세트 ☐ piggyback set(또는 Y-type 투여세트)
☐ 알코올솜 ☐ 투약카드(혹은 투약처방) ☐ 반창고　☐ 기타(　　　　　　　)

순서	수　행	이론적 근거	평가		
			0	1	2
1	손을 씻는다.				
2	투약카트에서 대상자의 약물이 들어 있는 약물을 꺼내어 투약카드 또는 컴퓨터 출력물을 확인하고 투약원칙(5right)을 확인한다(대상자 등록번호, 대상자명, 약명, 용량, 투여경로, 시간 등): 수액, 앰플 및 바이알의 라벨과 투약카드를 주의 깊게 확인한다.				
3	투약카드와 비교하여 정확한 수액과 약물을 준비한다.				
4	준비한 물품을 가지고 대상자에게 가서 간호사 자신을 소개한다.				
5	대상자의 이름, 등록번호 등을 개방형으로 질문하여 대상자를 확인하고, 입원팔찌와 대조하여 대상자를 확인한다.				
6	준비된 약물의 투여목적과 작용 및 유의사항에 대해 설명한다.				
7	손소독제로 손위생을 실시한다.				

순서		수 행	이론적 근거	평가		
				0	1	2
8		대상자의 정맥주사 부위에 염증이나 침윤증상 여부를 사정한다.				
A. 용량조절세트를 이용한 정맥주입						
9	9-1	준비된 주사기에 약물을 준비한다.				
	9-2	정맥수액과 용량조절세트 사이의 조절기를 풀어서 적당량(50~100cc)의 정맥수액을 채운 다음 잠근다.				
	9-3	2차 세트의 주입구를 소독솜으로 닦는다.				
	9-4	약물이 준비된 주사기의 바늘 뚜껑을 제거하고 바늘을 2차세트 주입구에 넣어 약물을 주입한 다음 정맥수액을 부드럽게 돌린다.				
	9-5	2차 세트의 아래의 조절기를 열어 처방된 주입속도로 조절한다.				
	9-6	용량조절세트에 섞은 약물을 적은 라벨을 부착한다.				
B. 피기백(piggyback)을 이용한 정맥주입						
9	9-1	처방된 약물을 혼합한 수액병에 피기백세트를 연결하고 조절기를 열어 수액을 채워 공기방울을 제거한다. 조절기를 잠그고 멸균상태를 유지하기 위해 튜브 끝에 다시 뚜껑을 씌운다. 튜브에 날짜, 시간 서명 등을 적은 라벨을 부착한다.				
	9-2	1차 수액보다 높게 하여 피기백 수액걸대에 건다.				
	9-3	1차선의 Y형 주사 투입구를 소독솜으로 닦은 후 2차 선에 부착된 주사바늘을 1차 투입구에 꽂는다. 주사침을 꽂은 연결부분을 안전하게 유지하기 위해 테이프를 감는다.				
	9-4	피기백 세트의 조절기를 열고 처방된 주입속도로 조절한다.				
	9-5	2차 용기의 약물이 주입되면 1차 조절기를 잠근다.				
	9-6	1차 정맥수액의 주입속도를 점검한다.				

<table>
<tr><th rowspan="2">순서</th><th rowspan="2" colspan="2">수 행</th><th rowspan="2">이론적 근거</th><th colspan="3">평가</th></tr>
<tr><th>0</th><th>1</th><th>2</th></tr>
<tr><td colspan="7">C. 주입펌프를 이용한 정맥주입</td></tr>
<tr><td rowspan="6">9</td><td>9-1</td><td>주입할 수액을 준비한다.</td><td></td><td></td><td></td><td></td></tr>
<tr><td>9-2</td><td>주입할 수액백에 주입펌프용 수액세트를 삽입한다.</td><td></td><td></td><td></td><td></td></tr>
<tr><td>9-3</td><td>수액세트에 수액을 채운 다음 정맥주사 걸대에 걸어 놓는다.</td><td></td><td></td><td></td><td></td></tr>
<tr><td>9-4</td><td>기계를 주사 걸대에 안전하게 고정하고 전원을 연결한다.</td><td></td><td></td><td></td><td></td></tr>
<tr><td>9-5</td><td>주입펌프 기계의 문을 열고 ‘power’ 스위치를 누르면 기계의 전면에 불이 들어오면서 경고음이 울린다. 이 때 일반적으로 stop/silence 스위치를 눌러 경고음이 멈춘다.</td><td></td><td></td><td></td><td></td></tr>
<tr><td>9-6</td><td>주입펌프 기계의 작동설명서를 확인하여 이를 준수하여 기계를 작동한다.</td><td></td><td></td><td></td><td></td></tr>
<tr><td>10</td><td colspan="2">대상자가 편안한 자세를 취하도록 돕는다.</td><td></td><td></td><td></td><td></td></tr>
<tr><td>11</td><td colspan="2">주사바늘은 뚜껑을 되씌우지 않은 채 손상성 폐기물 전용용기에 버리고 사용했던 소독솜과 주사기는 일반 의료 폐기물 전용용기에 버린다.</td><td></td><td></td><td></td><td></td></tr>
<tr><td>12</td><td colspan="2">손을 씻는다.</td><td></td><td></td><td></td><td></td></tr>
<tr><td>13</td><td colspan="2">수행 및 관찰 결과를 대상자의 간호기록지에 기록한다.
1) 5 Right(대상자명, 약명, 용량, 투약경로, 투약시간)
2) 필요시 투약목적, 환자의 반응, 투약못한 이유</td><td></td><td></td><td></td><td></td></tr>
<tr><td>지식</td><td colspan="6">① 피기백을 이용한 정맥주입에서 1차 수액보다 2차 약물을 더 높이하여 주입해야 하는 이유는 무엇인가?</td></tr>
<tr><td>태도</td><td colspan="6">복장 : □P □F 실습자세 : □P □F 정보제공 : □P □F</td></tr>
</table>

0 : 전혀 모름 1 : 공부가 더 필요함 2 : 완전히 알고 수행할 수 있음

실습후기

간헐적 정맥접근 장치를 이용한 약물주입

Injection port or Heparin lock or IV lock or Adaptor

20　년　월　일　조________ 학번______________이름______________

목　적 :

준비물 : ☐ 투약카드 ☐ 주사약물 ☐ 생리식염수 ☐ 주사기와 바늘 ☐ 알코올솜
☐ 일회용 장갑 ☐ adaptor ☐ 기타(　　　　　　)

순서	수　행	이론적 근거	평가		
			0	1	2
1	손을 씻는다.				
2	투약카트에서 대상자의 약물이 들어 있는 약물을 꺼내어 투약카드 또는 컴퓨터 출력물을 확인하고 투약원칙(5right)을 확인한다(대상자 등록번호, 대상자명, 약명, 용량, 투여경로, 시간 등): 수액, 앰플 및 바이알의 라벨과 투약카드를 주의 깊게 확인한다.				
3	투약카드와 비교하여 정확한 수액과 약물을 준비한다.				
4	준비한 물품을 가지고 대상자에게 가서 간호사 자신을 소개한다.				
5	대상자의 이름, 등록번호 등을 개방형으로 질문하여 대상자를 확인하고, 입원팔찌와 대조하여 대상자를 확인한다.				
6	준비된 약물의 투여목적과 작용 및 유의사항에 대해 설명한다.				
7	손소독제로 손위생을 실시한다.				

<table>
<tr><th rowspan="2">순서</th><th rowspan="2" colspan="2">수 행</th><th rowspan="2">이론적 근거</th><th colspan="3">평가</th></tr>
<tr><th>0</th><th>1</th><th>2</th></tr>
<tr><td colspan="7">A. 수액주입을 중단하고 투여경로를 간헐적 접근장치(이하 adaptor)로 변경시</td></tr>
<tr><td rowspan="4">8</td><td>8-1</td><td>수액 주입을 중단한다.</td><td></td><td></td><td></td><td></td></tr>
<tr><td>8-2</td><td>adaptor를 무균적으로 개봉한다.</td><td></td><td></td><td></td><td></td></tr>
<tr><td>8-3</td><td>IV 튜브를 제거한다.</td><td></td><td></td><td></td><td></td></tr>
<tr><td>8-4</td><td>adaptor를 돌려서 카테터의 중심부에 끼운다.</td><td></td><td></td><td></td><td></td></tr>
<tr><td colspan="7">B. 새로운 adaptor 삽입시</td></tr>
<tr><td rowspan="3">8</td><td>8-1</td><td>선정된 부위에 카테터를 이용하여 정맥주사를 천자한다.</td><td></td><td></td><td></td><td></td></tr>
<tr><td>8-2</td><td>adaptor를 무균적으로 개봉한다.</td><td></td><td></td><td></td><td></td></tr>
<tr><td>8-3</td><td>adaptor를 돌려서 카테터의 중심부에 끼운다.</td><td></td><td></td><td></td><td></td></tr>
<tr><td>9</td><td colspan="2">주사주입구를 소독솜으로 닦아내고 마를 때까지 기다린다.</td><td></td><td></td><td></td><td></td></tr>
<tr><td>10</td><td colspan="2">2~3cc의 생리식염수가 재어진 주사기를 주사주입구에 찔러 내관을 당겨 혈액이 역류하는지 확인한다.</td><td></td><td></td><td></td><td></td></tr>
<tr><td>11</td><td colspan="2">생리식염수를 주입하고 주사기를 제거한다.</td><td></td><td></td><td></td><td></td></tr>
<tr><td>12</td><td colspan="2">약물이 든 주사기의 바늘을 주입구에 삽입 후 처방된 속도로 천천히 주입한다.</td><td></td><td></td><td></td><td></td></tr>
<tr><td>13</td><td colspan="2">약물이 다 주입되면 생리식염수가 든 주사기를 다시 연결하여 기관에서 권장하는 양(보통 2cc)을 주입한다.</td><td></td><td></td><td></td><td></td></tr>
<tr><td>14</td><td colspan="2">주사주입구를 다시 소독솜으로 닦는다.</td><td></td><td></td><td></td><td></td></tr>
<tr><td>15</td><td colspan="2">대상자가 편안한 자세를 취하도록 돕는다.</td><td></td><td></td><td></td><td></td></tr>
<tr><td>16</td><td colspan="2">주사바늘은 뚜껑을 되씌우지 않은 채 손상성 폐기물 전용용기에 버리고 사용했던 소독솜과 주사기는 일반 의료 폐기물 전용용기에 버린다.</td><td></td><td></td><td></td><td></td></tr>
<tr><td>17</td><td colspan="2">손을 씻는다.</td><td></td><td></td><td></td><td></td></tr>
</table>

<table>
<tr><th rowspan="2">순서</th><th rowspan="2">수 행</th><th rowspan="2">이론적 근거</th><th colspan="3">평가</th></tr>
<tr><th>0</th><th>1</th><th>2</th></tr>
<tr><td>18</td><td>수행 및 관찰 결과를 대상자의 간호기록지에 기록한다.
1) 5 Right(대상자명, 약명, 용량, 투약경로, 투약시간)
2) 필요시 투약목적, 환자의 반응, 투약못한 이유</td><td></td><td></td><td></td><td></td></tr>
<tr><td>지식</td><td colspan="5">① 약물주입후 생리식염수를 주입하는 이유는 무엇인가?</td></tr>
<tr><td>태도</td><td colspan="5">복장 : □P □F　　실습자세 : □P □F　　정보제공 : □P □F</td></tr>
</table>

0 : 전혀 모름 1 : 공부가 더 필요함 2 : 완전히 알고 수행할 수 있음

실습후기

Three-way를 이용한 약물주입

Three-way

20　　년　　월　　일　　조________ 학번______________이름______________

목　적 :

준비물 : □ 투약카드 □ 주사약물 □ 생리식염수 □ 주사기와 바늘 □ 알코올솜
□ 수액세트가 연결된 수액백 □ 일회용 장갑 □ Three-Way
□ 기타(　　　　　　)

순서	수　행	이론적 근거	평가		
			0	1	2
1	손을 씻는다.				
2	투약카트에서 대상자의 약물이 들어 있는 약물을 꺼내어 투약카드 또는 컴퓨터 출력물을 확인하고 투약원칙(5right)을 확인한다(대상자 등록번호, 대상자명, 약명, 용량, 투여경로, 시간 등): 수액, 앰플 및 바이알의 라벨과 투약카드를 주의 깊게 확인한다.				
3	투약카드와 비교하여 정확한 수액과 약물을 준비한다.				
4	준비한 물품을 가지고 대상자에게 가서 간호사 자신을 소개한다.				
5	대상자의 이름, 등록번호 등을 개방형으로 질문하여 대상자를 확인하고, 입원팔찌와 대조하여 대상자를 확인한다.				
6	준비된 약물의 투여목적과 작용 및 유의사항에 대해 설명한다.				
7	손소독제로 손위생을 실시한다.				

순서	수 행		이론적 근거	평가		
				0	1	2
A. 수액, 약물주입을 위한 3-Way 삽입						
8	8-1	3-Way를 무균적으로 개봉 후 수액세트와연결하여 공기를 뺀다.				
	8-2	수액주입을 중단한다.				
	8-3	수액튜브를 제거한다.				
	8-4	3-Way를 돌려서 카테터의 중심부에 끼운다.				
B. 진단적 검사를 위한 3-Way 삽입						
8	8-1	선정된 부위에 카테터를 이용하여 정맥주사를 천자한다.				
	8-2	3-Way를 무균적으로 개봉한 후 생리식염수가 든 주사기로 공기를 제거한다.				
	8-3	카테터 중심부에 3-Way를 부착한다.				
	8-4	3-Way를 돌려서 카테터의 중심부에 끼운다.				
9	3-Way 뚜껑을 소독솜으로 닦아내고 마를 때까지 기다린다.					
10	3-Way 뚜껑을 연 다음에 2~3cc의 생리식염수가 재어진 주사기를 삽입 후 당겨 혈액이 역류하는지 확인한다.					
11	생리식염수를 주입하고 주사기를 제거한다.					
12	약물이 든 주사기를 주입구에 삽입 후 처방된 속도로 천천히 주입한다.					
13	약물이 다 주입되면 생리식염수가 든 주사기를 다시 연결하여 기관에서 권장하는 양(보통 2cc)을 주입한다.					
14	주사주입 후 다시 소독솜으로 소독한 후 3-Way 뚜껑으로 막는다.					
15	대상자가 편안한 자세를 취하도록 돕는다.					
16	주사바늘은 뚜껑을 되씌우지 않은 채 손상성 폐기물 전용용기에 버리고 사용했던 소독솜과 주사기는 일반 의료 폐기물 전용용기에 버린다.					

순서	수 행	이론적 근거	평가		
			0	1	2
17	손을 씻는다.				
18	수행 및 관찰 결과를 대상자의 간호기록지에 기록한다. 1) 5 Right(대상자명, 약명, 용량, 투약경로, 투약시간) 2) 필요시 투약목적, 환자의 반응, 투약못한 이유				
지식	① 카테터가 정맥내 있는지 확인하는 방법은 무엇인가?				
태도	복장 : □P □F 실습자세 : □P □F 정보제공 : □P □F				

0 : 전혀 모름 1 : 공부가 더 필요함 2 : 완전히 알고 수행할 수 있음

실습후기

수액 주입 종결

Finishing Fluid IV Infusion

20 년 월 일 조________ 학번______________ 이름______________

목 적 :

준비물 : □ 기타( )

순서	수 행	이론적 근거	평가		
			0	1	2
1	손을 씻는다.				
2	투약카트에서 대상자의 약물이 들어 있는 약물을 꺼내어 투약카드 또는 컴퓨터 출력물을 확인하고 투약원칙(5right)을 확인한다(대상자 등록번호, 대상자명, 약명, 용량, 투여경로, 시간 등): 수액, 앰플 및 바이알의 라벨과 투약카드를 주의 깊게 확인한다.				
3	준비한 물품을 가지고 대상자에게 가서 간호사 자신을 소개한다.				
4	대상자의 이름, 등록번호 등을 개방형으로 질문하여 대상자를 확인하고, 입원팔찌와 대조하여 대상자를 확인한다.				
5	준비된 약물의 투여목적과 작용 및 유의사항에 대해 설명한다.				
6	손소독제로 손위생을 실시한다.				
7	수액세트의 조절기를 잠근다.				
8	주사바늘을 단단히 잡고 주사부위의 붙여진 반창고를 떼낸다.				
9	주사바늘을 신속히 뺀 후 70% 알코올 솜으로 천자 부위를 압박한다.				

순서	수 행	이론적 근거	평가		
			0	1	2
10	주사부위의 출혈이 멈추면(기관의 방침에 따라) 멸균 드레싱 등을 실시한다.				
11	주사부위를 문지르지 않는다.				
12	주사후의 기대효과 및 이상증상에 대해 설명하고, 이상증상 발생 시 즉시 알리도록 한다.				
13	주사바늘은 뚜껑을 되씌우지 않은 채 손상성 폐기물 전용용기에 버리고 사용했던 소독솜과 주사기는 일반 의료 폐기물 전용용기에 버린다.				
14	손을 씻는다.				
15	수행 및 관찰 결과를 대상자의 간호기록지에 기록한다. 1) 5 Right(대상자명, 약명, 용량, 투약경로, 투약시간) 2) 필요시 투약목적, 환자의 반응, 투약못한 이유				
지식	① 정맥주사의 부작용을 서술하시오.				
태도	복장 : □P □F 실습자세 : □P □F 정보제공 : □P □F				

0 : 전혀 모름 1 : 공부가 더 필요함 2 : 완전히 알고 수행할 수 있음

실습후기

수혈

Blood transfusion

20　년　월　일　조________ 학번______________ 이름______________

목　적 :

준비물 : □ 처방된 혈액제제　□ 수혈세트　□ 생리식염수　□ 수액걸대　□ 18G needle
□ 소독솜　□ 지혈대　□ 반창고　□ 멸균장갑　□ 청진기　□ 혈압계　□ 고막체온계
□ 혈액가온기 Blood warmer(필요시)　□ 기타(　　　　　)

순서	수 행	이론적 근거	평가		
			0	1	2
1	손을 씻는다.				
2	수혈처방을 확인한 후 간호사실에서 수혈동의서를 확인한다.				
3	혈액은행에서 수령해온 혈액을 의료인 2인이 직접 적십자 혈액원 스티커와 후면의 본원 혈액부착 스티커에 기재된 대상자 이름, 성별, 나이, 등록번호, 혈액제제, 혈액고유번호, 혈액형, irradiation 유무, 유통기한, 혈액의 상태(공기방울, 혼탁도, 색깔 이상 등)를 확인하고 확인란에 서명한다.				
4	필요한 물품을 준비한다.				
5	대상자에게 간호사 자신을 소개한다.				
6	대상자의 이름, 등록번호 등을 개방형으로 질문하여 대상자를 확인하고, 입원팔찌와 대조하여 대상자를 확인한 후 혈액형을 말하도록 하여 준비한 혈액과 동일한지 확인한다(의료인 2인이 직접 실시).				

순서	수 행		이론적 근거	평가		
				0	1	2
7	대상자에게 수혈 필요성을 설명한 후 그동안 수혈경험 및 부작용 경험유무를 확인하며, 수혈의 목적, 효과, 방법, 부작용에 대해 설명한다.					
8	손소독제로 손위생을 실시한다.					
9	수혈 전 대상자 상태를 확인한다.					
	9-1	활력징후를 측정한다.				
	9-2	피부상태 관찰, 가려움증 등을 확인한다.				
10	멸균장갑을 착용한다.					
11	수혈세트와 혈액백을 연결한다.					
	11-1	수혈세트를 꺼내어 조절기를 완저히 잠근다				
	11-2	puncture 되지 않도록 삽입침을 혈액백에 정확하게 삽입한다.				
12	수혈세트와 공기를 제거한다.					
	12-1	drip chamber에 2/3~3/4dltkd 혈액을 채운다.				
	12-2	수혈세트의 조절기를 열고 공기를 완전히 제거한다.				
13	수혈세트와 3-way stopcock을 연결한다.					
	13-1	3-way stopcock 보호덮개를 열고 소독솜으로 연결부위를 소독한다.				
	13-2	수혈세트를 연결한다.				
	13-3	3-way의 조절기를 돌려서 수혈제제가 주입되도록 하고, 수액제제가 연결되어 있는 라인은 다른 수액이 주입되지 않도록 한다.				
14	수혈시작 및 주입속도를 조절한다.					
	14-1	수혈세트 조절기를 열어서 잘 들어가는지, 팔이 붓지 않는지를 확인한다.				
	14-2	첫 15분 동안 15~20gtts/분(10~50cc/h)으로 주입속도를 맞춘다.				

<table>
<tr><th rowspan="2">순서</th><th rowspan="2" colspan="2">수 행</th><th rowspan="2">이론적 근거</th><th colspan="3">평가</th></tr>
<tr><th>0</th><th>1</th><th>2</th></tr>
<tr><td rowspan="3">15</td><td colspan="2">수혈직 후 다음사항을 사정한다.</td><td></td><td></td><td></td><td></td></tr>
<tr><td>15-1</td><td>주사부위가 부종, 통증, 잘 들어가지 않거나, 오심/구토, 피부 가려움, 발적, 발열, 오한이 생기면 바로 이야기 해달라고 설명한다.</td><td></td><td></td><td></td><td></td></tr>
<tr><td>15-2</td><td>혈액(성분) 1개(bag)을 2~3시간에 걸쳐 주입될 예정임을 설명한다.</td><td></td><td></td><td></td><td></td></tr>
<tr><td rowspan="3">16</td><td colspan="2">뒷정리를 한다.</td><td></td><td></td><td></td><td></td></tr>
<tr><td>16-1</td><td>사용한 물품은 분리수거하고 장갑을 벗는다.</td><td></td><td></td><td></td><td></td></tr>
<tr><td>16-2</td><td>모든 물품은 제자리에 정돈한다.</td><td></td><td></td><td></td><td></td></tr>
<tr><td>17</td><td colspan="2">손을 씻는다.</td><td></td><td></td><td></td><td></td></tr>
<tr><td>18</td><td colspan="2">수혈 시작 후 15분간 대상자 곁에서 주의깊게 관찰하고 수혈 시작 후 15분에 활력징후를 측정할 것이라고 환자에게 설명한다.</td><td></td><td></td><td></td><td></td></tr>
<tr><td>19</td><td colspan="2">수행결과를 간호기록지에 기록한다.
1) 혈액제제의 종류, 혈액형, irradiation 유무, 수혈양, 혈액주입시작시간과 주입속도 등
2) 수혈 전, 중, 후 활력징후
3) 수혈 부작용 발생 유무</td><td></td><td></td><td></td><td></td></tr>
<tr><td>지식</td><td colspan="6">① 수혈시 혈액주입시간은?

② 수혈부작용은?

③ 수혈부작용시 대처방법은?</td></tr>
<tr><td>태도</td><td colspan="6">복장 : □P □F 실습자세 : □P □F 정보제공 : □P □F</td></tr>
</table>

0 : 전혀 모름 1 : 공부가 더 필요함 2 : 완전히 알고 수행할 수 있음

실습후기

제 11 장

영양간호

수분 섭취와 배설
Intake & Output

20　년　월　일　조________ 학번______________이름______________

목 적 :

준비물 : □ 수분섭취배설량 기록지 □ 눈금이 있는 측정컵 □ 눈금이 있는 대변기나 소변기
□ 기타(　　　　　　　　)

순서	수 행		이론적 근거	평가 0	평가 1	평가 2
1	손을 씻는다.					
2	대상자를 확인한다.					
3	대상자와 가족에게 I/O를 측정하는 목적과 절차를 설명하고 협조를 구한다.					
4	눈금이 있는 측정컵이 있는지를 확인하고 I/O 기록지를 제공한다.					
A. 섭취량 측정						
	4-1	섭취시간, 종류, 수분량을 기록한다.				
	4-2	식품별 수분함량표를 제공하고 참고하여 기록한다.				
	4-3	침상에 눈금이 있는 컵을 놓고 섭취하기 전에 모든 액체를 컵으로 측정한다.				
	4-4	구강으로 섭취되는 모든 것을 측정하여 기록한다.				
	4-5	위관영양 주입량을 측정하여 기록한다.				
	4-6	모든 정맥내 용액을 섭취량으로 측정하여 기록한다.				

순서	수 행		이론적 근거	평가		
				0	1	2
A. 배설/배액량 기록방법						
	4-1	배액량에 따라 눈금이 있는 용기를 1개 이상 제공하여 측정 및 기록하도록 한다.				
	4-2	소변기를 제공하고 소변기의 눈금을 참고하여 측정하고 기록한다.				
	4-3	배뇨 후 소변을 소변기에 담아 양을 측정하여 기록지에 기록한다.				
	4-4	유치도뇨를 한 대상자는 소변주머니를 비워서 양을 측정한다.				
	4-5	소변량을 측정할 수 없는 경우는 횟수를 기록한다(실금횟수, 발한의 경우 환의 및 홑이불의 교환 횟수).				
	4-6	기저귀는 중량을 측정한다.				
	4-7	대변은 횟수를 기록하고 설사는 측정 가능한 경우 양을 측정한다.				
	4-8	구토는 양을 기록하고 측정 불가능한 경우 구토횟수를 기록한다.				
	4-9	기타 상처배액, 흉관배액, 혈액이나 장배액 등 종류와 양을 측정하고 기록한다.				
5	I/O용지와 펜을 대상자가 편리한 곳에 두고 스스로 기록할 수 있도록 한다.					
6	매 근무시간 끝(8시간 마다)에 총량을 계산하여 I/O 기록지에 기록한다.					
7	매 24시간마다 I/O 전체 합계를 계산하여 기준시간(보통 오전 6시)에 기록지에 기록한다. (항생제 희석한 용액, 간헐적·지속적 정맥내투약, 세척용액(도뇨관, 비위관, 장관 세척을 위해 즉시 배출되지 않은 용액), 혈액량 등)					

<table>
<tr><th rowspan="2">순서</th><th rowspan="2">수　행</th><th rowspan="2">이론적 근거</th><th colspan="3">평가</th></tr>
<tr><th>0</th><th>1</th><th>2</th></tr>
<tr><td>8</td><td>총 섭취량과 배설량의 차이가 심할 경우 지난 몇 일간의 I/O와 비교하고 확인한다.</td><td></td><td></td><td></td><td></td></tr>
<tr><td>9</td><td>체중의 변화, 대상자의 상태(탈수 및 수분축적 등)를 사정하여 필요시 의사에게 보고하고 기록한다.</td><td></td><td></td><td></td><td></td></tr>
<tr><td>지식</td><td colspan="5">① I/O를 측정하는 목적을 설명하시오.

② 수분섭취량 측정에 포함해야 하는 것은 무엇인가?

③ 수분배설량 측정에 포함해야 하는 것은 무엇인가?</td></tr>
<tr><td>태도</td><td colspan="5">복장 : □P □F　　실습자세 : □P □F　　정보제공 : □P □F</td></tr>
</table>

0 : 전혀 모름 1 : 공부가 더 필요함 2 : 완전히 알고 수행할 수 있음

실습후기

비위관 삽입

Nasogastric tube insertion

20　년　　월　　일　　조________ 학번________________이름________________

목 적 :

준비물 : □ 비위관(Levin tube 12~18Fr)　□ 수용성 윤활제
□ (필요시) 따뜻한 물을 채운 용기(플라스틱 비위관), 얼음물이 담긴 용기(고무 비위관)
□ 20~50cc 주사기　□ 곡반　□ 비자극성 반창고(가로 2.5cm정도)
□ 일회용 패드나 수건　□ 청진기　□ 물컵과 빨대　□ 펜라이트　□ 설압자
□ 안전핀　□ 화장지　□ 일회용 장갑　□ pH 검사지나 측정기
□ 흡인기(필요시)　□ 기타(　　　　　)

순서	수 행	이론적 근거	평가		
			0	1	2
1	손을 씻는다.				
2	물품을 준비하여 대상자 곁에 둔다.				
3	대상자의 이름, 등록번호 등을 개방형으로 질문하여 대상자를 확인하고, 입원팔찌와 대조하여 대상자를 확인한다.				
4	대상자에게 비위관 삽입의 목적과 절차에 대해 설명하고 삽입중단을 원하는 경우에 수신호를 정한다. 커튼을 친다.				
5	대상자의 상태가 허용되면 고파울러체위를 취하도록 돕고 베개로 머리를 받친다. 가슴에 패드나 수건을 깔아 준다.				
6	펜라이트를 이용하여 콧구멍의 조직손상(자극, 찰과상)과 폐색이나 기형유무를 관찰한다. 이때 비강을 교대로 막으면서 비강의 공기흐름을 확인한다.				
7	일회용 장갑을 착용한다.				

순서	수 행	이론적 근거	평가		
			0	1	2
8	비위관을 준비한다. 플라스틱 비위관은 따뜻한 물에 담그고, 고무 비위관은 얼음물에 5~10분 정도 담근다.				
9	비위관 삽입길이(코끝－귓불－검상돌기)를 결정하고 반창고로 표시한다.				
10	비위관 끝 10~20cm정도 수용성 윤활제나 물을 바른다.				
11	선택한 비공으로 신체의 자연스런 곡선을 따라 비위관을 돌리며 부드럽게 삽입한다.				
12	대상자의 목을 과신전시킨 후, 관을 콧구멍을 통해 목의 뒤쪽(비인두 후부)으로 넣는다.				
13	의식이 명료한 대상자인 경우 비위관이 비인두를 통과한 후 대상자의 고개를 앞으로 숙인 후 빨대로 물을 마시도록 한다. 대상자가 물을 삼킬 때마다 관을 회전시키면서 넣는다. 대상자가 구역질을 하면 비위관 삽입을 중단하고 입으로 숨을 쉬게 한다.				
14	관을 강제로 넣지 않는다. 대상자에게 청색증, 구역질, 기침, 호흡곤란이 나타나는지 관찰한다. 계속해서 구역질을 하면 펜라이트와 설압자로 튜브가 목의 뒤편에 꼬여 있는지 조사한다.				
15	표시된 부위까지 삽입되면 비위관의 정확한 위치를 펜라이트와 설압자를 이용하여 확인한다.				
	15-1 주사기로 위액을 10~20cc 흡인한다.				
	15-2 흡인된 위장관 내용물의 pH를 측정한다.				
	15-3 튜브 속으로 10~30cc 공기를 주입하면서 청진기로 상복부의 소리를 듣는다.				
	15-4 처방이 있으면 방사선 촬영을 한다.				

<table>
<tr><th rowspan="2">순서</th><th rowspan="2">수 행</th><th rowspan="2">이론적 근거</th><th colspan="3">평가</th></tr>
<tr><th>0</th><th>1</th><th>2</th></tr>
<tr><td>16</td><td>처방대로 흡인기나 영양주입기구에 연결하거나 관의 끝을 잠근다.</td><td></td><td></td><td></td><td></td></tr>
<tr><td>17</td><td>대상자의 콧등에 비위관을 반창고로 안전하게 고정하고 비위관끝을 대상자의 환의에 안전핀을 이용하여 관을 적절하게 고정한다.</td><td></td><td></td><td></td><td></td></tr>
<tr><td>18</td><td>장갑을 새 것으로 교환하고 구강간호를 시행한다.</td><td></td><td></td><td></td><td></td></tr>
<tr><td>19</td><td>장갑을 벗고 환자를 편안히 해준후 물품을 정리한다.</td><td></td><td></td><td></td><td></td></tr>
<tr><td>20</td><td>손을 씻는다.</td><td></td><td></td><td></td><td></td></tr>
<tr><td>21</td><td>비위관을 삽입한 날짜와 시간, 위관의 종류와 굵기, 위내용물의 흡인량과 색깔, 대상자 반응 등을 기록한다.</td><td></td><td></td><td></td><td></td></tr>
<tr><td>지식</td><td colspan="5">① 비위관의 삽입길이를 정하는 방법을 쓰시오.
② 비위관 삽입시 자세와 그 이유를 설명하시오.
③ 비위관의 위치를 사정하는 방법을 기술하시오.
④ 비위관 삽입을 정지해야 할 경우를 설명하시오.</td></tr>
<tr><td>태도</td><td colspan="5">복장 : □P □F 실습자세 : □P □F 정보제공 : □P □F</td></tr>
</table>

0 : 전혀 모름 1 : 공부가 더 필요함 2 : 완전히 알고 수행할 수 있음

실습후기

비위관을 통한 경관영양

Tube feeding

20 년 월 일 조________ 학번________________이름________________

목 적 :

준비물 : □ 처방난 위관영양용액 □ 관장용 주사기(50cc) □ 곡반 □ 쟁반 □ 청진기
□ 점적통, 배관, 속도조절 잠금장치가 있는 관급식용 백
□ 일회용 장갑 □ pH 검사지나 측정기
□ 영양액을 따르는 측정용기(개방시스템 사용 시) □ IV걸대
□ 실온의 물 □ 필요시 주입펌프 □ 기타( )

순서	수 행	이론적 근거	평가		
			0	1	2
1	손을 씻는다.				
2	처방난 용액을 포함하여 필요한 물품을 준비한다.				
3	처방된 영양액 및 물의 양, 시간을 확인하고 영양액을 체온정도로 데운다.				
4	대상자에게 간호사 자신을 소개한다.				
5	대상자의 이름, 등록번호 등을 개방형으로 질문하여 대상자를 확인하고, 입원팔찌와 대조하여 대상자를 확인한다.				
6	대상자에게 목적과 절차를 설명한다.				
7	대상자 상태가 허락하면 45도 정도 앉은 자세를 취하게 한다(일어나지 못하면 오른쪽으로 눕힌다.).				
8	손소독제로 손위생을 실시한다.				
9	위관영양액에 담은 용기를 걸대(IV 걸대)에 건다				

<table>
<tr><th rowspan="2">순서</th><th rowspan="2" colspan="2">수 행</th><th rowspan="2">이론적 근거</th><th colspan="3">평가</th></tr>
<tr><th>0</th><th>1</th><th>2</th></tr>
<tr><td>10</td><td colspan="2">대상자 옷에 위관을 고정시킨 것을 푼다.</td><td></td><td></td><td></td><td></td></tr>
<tr><td>11</td><td colspan="2">위관을 꺾고 위관 마개를 빼고 위관에 30cc의 공기가 든 주사기를 연결한다.</td><td></td><td></td><td></td><td></td></tr>
<tr><td>12</td><td colspan="2">꺾어 쥔 위관을 풀고 공기를 주입한 후 주사기로 위 내용물을 흡인해 내어 위관이 제자리에 잘 삽입되었는지 확인 한다.</td><td></td><td></td><td></td><td></td></tr>
<tr><td>13</td><td colspan="2">흡인해 낸 위 내용물이 소화액인 경우는 위로 다시 주입한다. 흡인된 내용물이 50cc 이상으로 소화가 안된 채 나오면 영양공급을 하지 않고 의사에게 알린다.</td><td></td><td></td><td></td><td></td></tr>
<tr><td>14</td><td colspan="2">위관을 꺾어서 쥐고 주사기를 분리하고 위관 마개를 막는다.</td><td></td><td></td><td></td><td></td></tr>
<tr><td>15</td><td colspan="2">주사기를 내관을 제거한 뒤 위관을 꺾어 쥔 후 위관에 주사기를 연결한다.</td><td></td><td></td><td></td><td></td></tr>
<tr><td>16</td><td colspan="2">주사기외관에 15~30cc 정도의 실온의 물을 주사기에 붓고 꺾어 쥔 위관을 풀어 천천히 주입하여 주사기 끝에 물이 도달했을 때 위관을 꺾어 쥐고 주사기를 제거한다.</td><td></td><td></td><td></td><td></td></tr>
<tr><td colspan="7">A. 간헐적 집중식intermittent bolus 영양공급</td></tr>
<tr><td rowspan="5">17</td><td>17-1</td><td>50cc 주사기를 이용하여 영양공급을 실시한다.</td><td></td><td></td><td></td><td></td></tr>
<tr><td>17-2</td><td>비위관을 꺾은 후 뚜껑을 연다.</td><td></td><td></td><td></td><td></td></tr>
<tr><td>17-3</td><td>주사기의 내관을 제거하고 잠그거나 막아둔 비위관에 주사기를 연결한다.</td><td></td><td></td><td></td><td></td></tr>
<tr><td>17-4</td><td>주사기 외관에 영양액을 넣은 후 관을 풀어 중력에 의해 천천히 흘러 들어가도록 한다.
주사기의 위치를 위보다 30cm~45cm 이상 올리지 않도록 한다.</td><td></td><td></td><td></td><td></td></tr>
<tr><td>17-5</td><td>영양액을 주사기에 가득 채우고 주사기가 비워지지 않도록 계속해서 처방된 양을 주입한다.</td><td></td><td></td><td></td><td></td></tr>
</table>

<table>
<tr><th rowspan="2">순서</th><th colspan="2" rowspan="2">수 행</th><th rowspan="2">이론적 근거</th><th colspan="3">평가</th></tr>
<tr><th>0</th><th>1</th><th>2</th></tr>
<tr><td colspan="7">B. 간헐적 점적식(intermittent drip) 영양공급</td></tr>
<tr><td rowspan="5">17</td><td>17-1</td><td>플라스틱 주머니를 사용하여 영양공급을 실시한다.</td><td></td><td></td><td></td><td></td></tr>
<tr><td>17-2</td><td>영양액을 플라스틱 주머니에 넣은 후 관의 삽입 지점보다 약 30cm 정도 높게 IV걸대에 걸어놓는다.</td><td></td><td></td><td></td><td></td></tr>
<tr><td>17-3</td><td>조절기를 열어 영양액을 주입선 내에 채운 후 다시 잠근다. 이때 챔버에도 영약액을 1/2 정도로 채운다.</td><td></td><td></td><td></td><td></td></tr>
<tr><td>17-4</td><td>걸대에 걸어둔 처방난 용액이 들어 있는 용기를 위관에 꼽은 후 꺾어 쥔 비위관에 연결하고 용액을 천천히 주입한다. 1분에 50cc 이상 주입하지 않는다. 주머니는 24시간마다 교체한다.</td><td></td><td></td><td></td><td></td></tr>
<tr><td>17-5</td><td>처방난 용액을 모두 주입하여 용기 끝에 용액이 도달했을 때 위관을 막고(잠그고) 용기를 제거한다.</td><td></td><td></td><td></td><td></td></tr>
<tr><td colspan="7">C. 정맥주입 펌프(infusion pump)를 이용한 영양공급</td></tr>
<tr><td rowspan="5">17</td><td>17-1</td><td>주입펌프에 의한 지속적인 주입으로 영양공급을 실시한다.</td><td></td><td></td><td></td><td></td></tr>
<tr><td>17-2</td><td>주입펌프를 IV걸대에 걸고 영양액을 플라스틱 주머니에 넣은 후 관의 삽입 지점보다 약 30cm 정도 높이의 IV걸대에 걸어놓는다.</td><td></td><td></td><td></td><td></td></tr>
<tr><td>17-3</td><td>조절기를 열어 영양액을 주입선 내에 채운 후 다시 잠근다. 이때 챔버에도 영양액을 1/2 정도 채운다.</td><td></td><td></td><td></td><td></td></tr>
<tr><td>17-4</td><td>걸대에 걸어둔 처방난 용액이 들어 있는 용기를 위관에 꼽은 후 꺾어 쥔 비위관에 연결하고 조절기를 풀어준 후 정맥주입 펌프를 적용하여 처방대로 setting한다.</td><td></td><td></td><td></td><td></td></tr>
<tr><td>17-5</td><td>처방난 용액을 모두 주입하여 용기 끝에 용액이 도달했을 때 위관을 막고(잠그고) 용기를 제거한다.</td><td></td><td></td><td></td><td></td></tr>
</table>

순서		수 행	이론적 근거	평가		
				0	1	2
D. 지속적 점적(continuous drip) 영양공급						
17	17-1	주입펌프에 의한 지속적인 주입으로 위관 영양을 관리한다.				
	17-2	위관영양의 종류, 농도, 양, 날짜, 시간, 처음 시작한 간호사 등을 표기하여 용기에 라벨을 붙인다.				
	17-3	영양액을 준비하여 영양백을 주사기를 제거한 비위관 끝에 연결하고 조절기를 연후 주입펌프를 작동시킨다.				
	17-4	4시간마다 영양공급을 중지하고 50cc 주사기로 흡인하여 잔류량을 확인한 후 30~60cc물을 주입한다.				
	17-5	영양액 공급은 4~8시간을 초과하지 않는다.				
	17-6	영양공급 백과 세트의 교환빈도는 기관의 정책을 따른다. 보통 24시간마다 교환한다.				
18	위관에 내관을 뺀 주사기를 연결하고 주사기에 실온의 물 30~60cc를 넣어 위관을 씻어준다.					
19	위관에 물이 다 주입되기 전에 위관을 꺾어쥐고 주사기를 뺀다.					
20	위관에 물이 다 주입되기 전에 위관을 꺾어 쥐고 주사기를 뺀다.					
21	위관을 꺾어 쥔 채 위관 끝을 곡반에 갖다 대어 위관에 남아 있는 물이 떨어지게 한 후 위관 마개를 꼽는다.					
22	위관을 다시 제자리에 고정한다.					
23	대상자에게 주입한 후 같은 자세로 30분 이상 있게 하여 토하지 않게 설명하고 30분 이상 자세를 유지하도록 한다.					
24	사용한 물품을 정리한다.					

<table>
<tr><th rowspan="2">순서</th><th rowspan="2">수 행</th><th rowspan="2">이론적 근거</th><th colspan="3">평가</th></tr>
<tr><th>0</th><th>1</th><th>2</th></tr>
<tr><td>25</td><td>손을 씻는다.</td><td></td><td></td><td></td><td></td></tr>
<tr><td>26</td><td>수행결과를 대상자의 간호기록지에 기록한다.
1) 날짜 및 시간
2) 용액의 양과 형태, 주입시간
3) 대상자의 반응
4) 대상자의 팽만감이나 구토증</td><td></td><td></td><td></td><td></td></tr>
<tr><td>지식</td><td colspan="5">① 비위관을 통한 영양공급 시 대상자의 자세와 그 이유를 설명하시오.

② 비위관의 정확한 위치를 사정할 때 위액을 흡인한 후 조치에 대해 설명하시오.

③ 영양공급이 끝난 후 30~60cc의 물로 관을 씻어 내리는 이유는 무엇인가?</td></tr>
<tr><td>태도</td><td colspan="5">복장 : □P □F 실습자세 : □P □F 정보제공 : □P □F</td></tr>
</table>

0 : 전혀 모름 1 : 공부가 더 필요함 2 : 완전히 알고 수행할 수 있음

실습후기

위루관 영양

Gastrostomy Feeding

20 년 월 일 조________ 학번________________이름________________

목 적 :

준비물 : ☐ 처방된 영양액 ☐ 물 ☐ 관장용 주사기 ☐ 영양백 ☐ 곡반 수건 ☐ IV걸대
☐ 일회용 장갑 ☐ 드레싱세트 ☐ 방수주머니 복대

<table>
<tr><th rowspan="2">순서</th><th rowspan="2" colspan="2">수 행</th><th rowspan="2">이론적 근거</th><th colspan="3">평가</th></tr>
<tr><th>0</th><th>1</th><th>2</th></tr>
<tr><td>1</td><td colspan="2">손을 씻는다.</td><td></td><td></td><td></td><td></td></tr>
<tr><td>2</td><td colspan="2">처방난 용액을 포함하여 필요한 물품을 준비한다.</td><td></td><td></td><td></td><td></td></tr>
<tr><td>3</td><td colspan="2">처방된 영양액 및 물의 양, 시간을 확인하고 영양액을 체온정도로 데운다.</td><td></td><td></td><td></td><td></td></tr>
<tr><td>4</td><td colspan="2">대상자에게 간호사 자신을 소개한다.</td><td></td><td></td><td></td><td></td></tr>
<tr><td>5</td><td colspan="2">대상자의 이름, 등록번호 등을 개방형으로 질문하여 대상자를 확인하고, 입원팔찌와 대조하여 대상자를 확인한다.</td><td></td><td></td><td></td><td></td></tr>
<tr><td>7</td><td colspan="2">대상자에게 목적과 절차를 설명한다.</td><td></td><td></td><td></td><td></td></tr>
<tr><td>8</td><td colspan="2">대상자 상태가 허락하면 45도 정도 앉은 자세를 취하게 한다(일어나지 못하면 오른쪽으로 눕힌다.).</td><td></td><td></td><td></td><td></td></tr>
<tr><td>9</td><td colspan="2">손소독제로 손위생을 실시한다.</td><td></td><td></td><td></td><td></td></tr>
<tr><td rowspan="3">9</td><td>9-1</td><td>위루관이 제 위치에 봉합되거나 고정된 관의 개방성을 확인한다.</td><td></td><td></td><td></td><td></td></tr>
<tr><td>9-2</td><td>배액물을 흡인한 후 pH를 검사하여 정확한 위치를 확인한다.</td><td></td><td></td><td></td><td></td></tr>
<tr><td>9-3</td><td>주사기에 15~30cc의 물을 부어 물이 관내로 통과되는지 확인한다. 만일 물이 잘 통과되어 내려가지 않으면 간호사나 의사에게 맡긴다.</td><td></td><td></td><td></td><td></td></tr>
</table>

순서	수 행	이론적 근거	평가		
			0	1	2
10	주사기로 내용물을 흡인하여 잔여량을 확인한다(소화되지 않은 상태로 50cc 이상 남아있다면 기관의 방침을 따른다.)				
11	위루관에 주사기를 연결하여 물을 20-30cc주입한다.				
12	위루 입구에서 7~15cm 위에서 주사기를 잡고 주사기 내로 영양액을 천천히 붓고 중력에 의해 내려가도록 한다. 주입시간은 1시간정도 소요된다.				
13	모든 영양액이 다 내려가 주사기가 비기 전에 물 30~60cc를 붓는다.				
14	주사기나 영양백을 제거하고 뚜껑을 닫는다. 이때 관속에 공기가 들어가지 않도록 한다.				
15	위루관을 복대 등을 이용하여 안전하게 고정한다.				
16	대상자에게 적어도 30분 이상 파울러 체위로 앉아 있거나 상체를 약간 올린 우측위를 취하도록 한다.				
17	위루 주위의 피부상태를 사정한다.				
18	위루 주위의 피부를 청결하게 하고, 피부보호제를 사용하고 필요시 처방에 따라 드레싱을 실시한다.				
19	물품을 정리하고 장갑을 벗은 후 손을 씻는다.				
20	기록지에 기록한다(음식물의 주입시간, 종류, 양, 잔여량, 대상자의 반응).				
지식	① 위루관 주위의 피부관리를 하는 이유는 무엇인가?				
태도	복장 : □P □F 실습자세 : □P □F 정보제공 : □P □F				

0 : 전혀 모름 1 : 공부가 더 필요함 2 : 완전히 알고 수행할 수 있음

실습후기

비위관 제거
Removing a nasogastric tube

20 년 월 일 조________ 학번_______________이름_______________

목 적 :

준비물 : □ 일회용 패드나 수건 □ 관장용 주사기 □ 휴지 □ 일회용 장갑
□ 일회용 플라스틱 주머니 □ 기타( )

순서	수 행	이론적 근거	평가		
			0	1	2
1	손을 씻는다.				
2	필요한 물품을 준비한다.				
3	대상자의 이름, 등록번호 등을 개방형으로 질문하여 대상자를 확인하고, 입원팔찌와 대조하여 대상자를 확인한다.				
4	비위관을 제거하는 이유와 협조사항에 대해 설명한다.				
5	커튼을 친다.				
6	일회용 장갑을 착용한다.				
7	대상자를 좌위(반좌위)로 취해주고 가슴위에 일회용 패드나 수건을 대준다.				
8	관을 분리한다(흡인기와 비위관을 분리한다. 환의에서 안전핀을 빼고 코에 붙은 반창고를 제거한다).				
9	비위관을 제거한다(선택적으로 20~50cc의 공기를 관에 서서히 주입하고 대상자에게 심호흡을 한 후 호흡을 참게 한다).				
10	장갑을 착용한 손으로 관을 꼭 쥐고 신속하면서 부드럽게 관을 뺀다.				

순서	수 행	이론적 근거	평가		
			0	1	2
11	제거한 관을 즉시 플라스틱 주머니에 담는다.				
12	대상자에게 구강간호를 해준다.				
13	대상자에게 코를 풀게 한다.				
14	적절하게 기구를 처리한다.				
15	장갑을 벗고 손을 씻는다.				
16	비위관 제거와 대상자의 반응을 기록한다.				
지식	① 비위관 제거 시에 20~50cc의 공기를 주입하는 이유는 무엇인가? ② 비위관 제거 시에 대상자에게 심호흡을 한 후 호흡을 참게 하는 이유에 대해 기술하시오.				
태도	복장 : □P □F 실습자세 : □P □F 정보제공 : □P □F				

0 : 전혀 모름 1 : 공부가 더 필요함 2 : 완전히 알고 수행할 수 있음

실습후기

제 12 장

배설간호

단순도뇨

Nelaton catherterization

20 년 월 일 조________ 학번______________이름______________

목 적 :

준비물 : ☐ 도뇨세트 ☐ 도뇨관(nelaton) ☐ 소공포 ☐ 수용성윤활제 ☐ 방수포
☐ 도뇨세트(종지2개) ☐ 곧은 도뇨관 (nelaton, 6~8Fr.) ☐ 소공포
☐ 멸균 수용성윤활제 ☐ 방수포 ☐ 소변채집 용기 ☐ 소독액 ☐ 마른솜
☐ 멸균장갑 ☐ 소변기 ☐ 스크린 ☐ 손전등 또는 램프 ☐ 기타( )

순서	수 행	이론적 근거	평가		
			0	1	2
1	손을 씻는다.				
2	도뇨세트를 테이블위에 놓고 멸균수법으로 편다.				
3	도뇨세트속에 있는 종지에 소독솜을 넣는다.				
4	멸균된 마른 거즈와 윤활제, 소공포(hole towel)를 세트속에 넣는다.				
5	적당한 크기(여자: 6~7Fr., 남자: 7~8Fr.)의 도뇨관을 무균적으로 세트속에 넣는다.				
6	필요한 물품을 준비하여 침상가로 가지고 간다.				
7	대상자에게 간호사 자신을 소개한다.				
8	대상자의 이름, 등록번호 등을 개방형으로 질문하여 대상자를 확인하고, 입원팔찌와 대조하여 대상자를 확인한다.				
9	단순도뇨를 하는 목적과 절차를 대상자에게 설명한다.				
10	스크린이나 커텐으로 사생활을 보호해 주고 등을 대고 똑바로 눕도록 도와준다.				

순서	수 행	이론적 근거	평가		
			0	1	2
11	윗침구를 침상발치에 부채모양을 접어 놓고 홑이불로 마름모모양으로 대상자를 덮어준다.				
12	방수포나 고무포와 반홑이불을 대상자 둔부밑에 깐다.				
13	대상자의 바지 환의를 벗기로 무릎을 굽히고 60cm가량 다리를 벌려 배횡와위를 취하도록 도와준다.				
14	양쪽 발 주위를 마름모 모양으로 덮은 반홑이불 끝으로 감아 싼다.				
15	복부 위로 홑이불 끝을 접어올리고 회음부를 노출시키고 필요하면 side lamp로 비춘다.				
16	도뇨세트를 대상자 다리 사이에 놓는다.				
17	간호사가 오른손잡이인 경우는 대상자의 오른편에 서고, 왼손잡이인 경우 대상자의 왼편에 선다.				
18	대상자에게 다리를 움직이지 말라고 설명한다.				
19	준비한 세트를 연다				
20	소독장갑을 멸균수법으로 착용한다.				
21	장갑을 무균적으로 유지하면서 소공포를 회음부에 편다. 여성의 경우 왼손을 소공포 위에 얹어 미끄러져 내려오지 않도록 하고 남성의 경우 음경을 통과시켜 치골부분을 덮는다.				
22	멸균검체를 수집할 경우 수집 용기의 뚜껑을 열어 윗부분이 바닥에 닿도록 놓는다.				
23	소독장갑을 착용한 손으로 윤활제를 도뇨관 끝(여성 5~8cm, 남성 15cm)에 충분히 바른다.				
24	요도구를 준비한다.				
25	소독솜으로 외음부 주위를 닦을 때 찬 느낌이 있을 수 있음을 설명한다.				

순서	수 행	이론적 근거	평가 0	평가 1	평가 2
A. 여성의 경우					
25-1	소독솜으로 외음부 주위을 닦는다(한 번 닦을 때마다 새 솜을 사용한다.). 1) 왼손의 엄지와 검지로 음순을 벌려서 요도를 노출시킨다. 2) 양편 대음순을 위에서 밑으로 닦는다. 3) 양편 소음순을 위해서 밑으로 닦는다. 4) 요도를 위에서 밑으로 닦는다. 5) 도뇨관을 삽입할 때까지 음순을 왼손으로 벌리고 있는다.				
B. 남성의 경우					
25-1	1) 왼손의 엄지와 검지로 음경을 잡고 표피를 잡아당긴다. 2) 요도를 소독솜으로 닦고 버린다. 3) 요도구 바깥쪽으로 둥글게 깎고 버린다.				
26	도뇨관을 삽입함을 대상자에게 설명한다.				
27	멸균상태를 유지하고 있는 오른손으로 윤활제가 묻은 도뇨관을 들어올려 요도구를 조심스럽게 삽입하되 긴장을 줄이기 위해 입을 벌려서 '아'소리를 내도록 한다. 남성의 경우 도뇨관 삽입이 쉽도록 음경을 들어올린 다음 삽입한다. 여자: 5~8cm, 남자: 12~18cm				
28	소변이 흘러나오기 시작하면 2~4cm 더 삽입하고 소음순을 벌였던 손의 엄지와 검지로 카테터를 고정한다.				
29	소변이 곡반속으로 흘러 나오게 한다.				
30	단순도뇨의 목적이 무균적 소변검사물 수집인 경우에는 소변을 30~60cc 정도 검사물 용기에 받은 다음 도뇨관을 눌러 소변의 흐름을 멈춘 다음 도뇨관을 제거한다.				
31	단순도뇨의 목적이 팽만된 방광의 감압 또는 잔뇨량 측정이라면 소변이 나오지 않을 때까지 배출시킨다. 소변의 흐름이 줄어들면 도뇨관의 위치를 살짝 바꿔주되 소변이 나오지 않으면 도뇨관을 부드럽게 제거한다.				

순서	수 행	이론적 근거	평가		
			0	1	2
32	도뇨관 제거 후 윤활제가 묻어있으면 마른거즈로 요도구와 그 주위를 닦아낸다.				
33	장갑을 벗고 도뇨세트를 다른 곳으로 치운 다음 방수포를 제거한다.				
34	대상자를 편안히 해주고 침구를 정리한다.				
35	소변검사는 검사실로 보내고 배출된 소변을 관찰하고 소변기를 이용하여 양을 측정한다.				
36	사용한 물품을 정리한다.				
37	손을 씻는다.				
38	수행결과를 대상자의 간호기록지에 기록한다. 1) 시간과 날짜 2) 절차를 시행한 이유 3) 사용한 도뇨관의 크기와 형태 4) 소변의 양과 색깔 5) 소변이 잘 배출되고 있는지				
지식	① 단순도뇨시 카테터의 크기는 어떻게 되는가? ② 요도구를 드레싱하는 절차를 설명하시오.				
태도	복장 : □P □F 실습자세 : □P □F 정보제공 : □P □F				

0 : 전혀 모름 1 : 공부가 더 필요함 2 : 완전히 알고 수행할 수 있음

실습후기

유치도뇨

Foley catherterization

20 년 월 일 조________ 학번_______________이름_______________

목 적 :

준비물 : □ 유치도뇨세트(종지3개, 주사기, 소고포, Kelly 포함) □ 14~20Fr. Foley카테터
□ 멸균장갑 □ 멸균주사기(10cc) □ 멸균 수용성 윤활제 ▫ 멸균증류수
□ 반홑이불 □ 방수포 □ 소변수집주머니 □ 반창고 □ 소독액(0.5% 클로르헥시딘)
□ 스크린 □ 안전핀 □ 손전등 또는 램프 □ 기타( )

순서	수 행	이론적 근거	평가		
			0	1	2
1	손을 씻는다.				
2	유치도뇨세트를 테이블위에 놓고 멸균수법으로 편다.				
3	세트속에 있는 종지하나에는 소독솜을 무균적으로 넣고 또 하나에는 소독된 증류수를 무균적으로 붓는다.				
4	나머지 종지속에 소독된 윤활제와 멸균된 주사기를 무균적으로 넣는다.				
5	적당한 크기의 Foley 카테터를 무균적으로 세트속에 넣는다(여자: 14~16Fr., 남자: 18~20Fr.).				
6	필요한 물품을 준비하여 침상가로 가지고 간다.				
7	대상자에게 간호사 자신을 소개한다.				
8	대상자의 이름, 등록번호 등을 개방형으로 질문하여 대상자를 확인하고, 입원팔찌와 대조하여 대상자를 확인한다.				
9	유치도뇨를 하는 목적 및 절차를 대상자에게 설명한다.				

순서	수 행	이론적 근거	평가		
			0	1	2
10	커텐이나 스크린으로 사생활을 보호해 주고 등을 대고 똑바로 눕도록 도와준다.				
11	손소독제로 손위생을 실시한다.				
12	윗침구를 침상발치에 부채모양을 접어 놓고 홑이불로 마름모모양으로 대상자를 덮어준다.				
13	방수포나 고무포와 반홑이불을 대상자 둔부밑에 깐다.				
14	대상자의 바지 환의를 벗기로 무릎을 굽히고 60cm가량 다리를 벌려 적절한 체위(여자: 배횡와위, 남자: 앙와위)를 취하도록 도와준다.				
15	양쪽 발 주위를 마름모 모양으로 덮은 반홑이불 끝으로 감아 싼다.				
16	복부 위로 홑이불 끝을 접어올리고 회음부를 노출시키고 필요하면 side lamp로 비춘다.				
17	도뇨세트를 대상자 다리 사이에 놓는다.				
18	간호사가 오른손잡이인 경우는 대상자의 오른편에 서고, 왼손잡이인 경우 대상자의 왼편에 선다.				
19	대상자에게 다리를 움직이지 말라고 설명한다.				
20	준비한 세트를 연다.				
21	소독장갑을 멸균수법으로 착용한다.				
22	장갑을 무균적으로 유지하면서 소공포를 회음부에 편다. 여성의 경우 왼손을 소공포 위에 얹어 미끄러져 내려오지 않도록 하고 남성의 경우 음경을 통과시켜 치골부분을 덮는다.				
23	주사기에 정확한 양의 증류수를 주입한다.				
24	도뇨관의 풍선주입구(balloon lumen)에 주사기에 있는 5~10cc증류수를 주입하여 도뇨관 풍선의 팽창여부를 확인한다.				

순서	수 행	이론적 근거	평가 0	평가 1	평가 2
25	증류수를 주사기속으로 빼고 도뇨관의 풍선주입구(balloon lumen)에서 주사기를 빼낸다.				
26	소독장갑을 착용한 손으로 윤활제를 도뇨관 끝(여성 5~8cm, 남성 15cm)에 충분히 바른다.				
27	도뇨관의 소변이 흘러 나오는 출구를 Kelly로 잠근다.				
28	요도구를 준비한다.				
29	소독솜으로 외음부 주위를 닦을 때 찬 느낌이 있을 수 있음을 설명한다.				
A. 여성의 경우					
30-1	소독솜으로 외음부 주위을 닦는다(한 번 닦을 때마다 새 솜을 사용한다.). 1) 왼손의 엄지와 검지로 음순을 벌려서 요도를 노출시킨다. 2) 양편 대음순을 위에서 밑으로 닦는다. 3) 양편 소음순을 위해서 밑으로 닦는다. 4) 요도를 위에서 밑으로 닦는다. 5) 도뇨관을 삽입할 때까지 음순을 왼손으로 벌리고 있는다.				
B. 남성의 경우					
30-1	1) 왼손의 엄지와 검지로 음경을 잡고 표피를 잡아당긴다. 2) 요도를 소독솜으로 닦고 버린다. 3) 요도구 바깥쪽으로 둥글게 깍고 버린다.				
31	도뇨관을 삽입함을 대상자에게 설명한다.				
32	멸균상태를 유지하고 있는 오른손으로 윤활제가 묻은 도뇨관을 Kelly와 함께 들어 올려 요도구를 조심스럽게 삽입하되 긴장을 줄이기 위해 입을 벌려서 '아'소리를 내도록 한다. 남성의 경우 도뇨관 삽입이 쉽도록 음경을 들어올린 다음 삽입한다. 여자: 5~8cm, 남자: 12~18cm				

순서	수 행	이론적 근거	평가		
			0	1	2
33	잠가둔 Kelly를 풀고 곡반에 대고 소변이 나오는지 확인하여 소변이 흘러나오기 시작하면 소변이 흘러나오는 출구를 Kelly로 잠근 후, 도뇨관을 2~4cm가량 더 삽입한다.				
34	도뇨관의 풍선 주입구(balloon lumen)에 주사기에 들어 있는 정확한 양의 증류수를 주입하여 도뇨관의 풍선을 팽창시킨다.				
35	도뇨관이 안전하게 방광안에 있는지 확인하기 위하여 도뇨관을 부드럽게 잡아당겨 본다.				
36	장갑을 벗고 소공포를 치운다.				
37	소변주머니의 조절기가 잠겨 있는지 확인한 후 소변수집주머니를 도뇨관과 연결한다.				
38	도뇨관의 소변 나오는 출구를 잠가둔 Kelly를 제거한다.				
39	카테터를 반창고로 고정한다.(여성은 허벅지 안쪽에 남성은 하복부에 고정한다.)				
40	소변수집주머니의 관이 침대에 안전하게 고정되도록 해주고 꺾이지 않게 해 준다.				
41	소변수집주머니의 조절기를 열고 소변이 잘 나오나 확인하고 대상자를 편안하게 해준다.				
42	소변주집주머니 관리 방법에 대해 설명한다.				
43	사용한 물품을 정리한다.				
44	수행결과를 대상자의 가로기록지에 기록한다. 1) 시간과 날짜 2) 절차를 시행한 이유 3) 사용한 도뇨관의 크기 및 종류(유형) 4) 소변의 양과 색깔 5) 소변이 잘 배출되고 있는지				

<table>
<tr><th rowspan="2">순서</th><th rowspan="2">수 행</th><th rowspan="2">이론적 근거</th><th colspan="3">평가</th></tr>
<tr><th>0</th><th>1</th><th>2</th></tr>
<tr><td>지식</td><td colspan="5">① 유치도뇨의 목적은 무엇인가?

② 유치도뇨시 카테터 사이즈는 어떻게 되는가?

③ 유치도뇨관을 가진 대상자 간호는 무엇인가?</td></tr>
<tr><td>태도</td><td colspan="5">복장 : □P □F 실습자세 : □P □F 정보제공 : □P □F</td></tr>
<tr><td colspan="3">총점</td><td></td><td colspan="2"></td></tr>
</table>

0 : 전혀 모름 1 : 공부가 더 필요함 2 : 완전히 알고 수행할 수 있음

실습후기

방광세척(폐쇄식)

Bladder irrigation (closed method)

20 　년 　월 　일 　조________ 학번______________ 이름______________

목 적 :

준비물 : □ 처방된 세척액 혹은 멸균 생리식염수 □ 배액관을 위한 멸균덮개 □ 수액세트
□ 방수포 □ IV걸대 □ 스크린
□ 폐쇄적 방광세척용 세 갈래 도뇨관(three-way together) □ 기타( )

순서	수 행	이론적 근거	평가		
			0	1	2
1	손을 씻는다.				
2	필요한 물품을 준비하고, 대상자를 확인한 후 목적, 절차를 설명한다.				
3	소변백안의 소변량을 확인하고 기록한다.				
4	스크린을 쳐서 프라이버시를 유지하고 앙와위를 취하도록 돕는다.				
5	유치도뇨관과 소변백 연결부위밑에 방수포를 깐다.				
6	준비된 세척액을 수액세트에 연결하여 정맥용액 걸대에 걸고 수액세트를 통과시켜 공기를 제거한다.				
7	도뇨관의 잠금장치를 잠근다.				
8	소독장갑을 착용한다.				
9	폐쇄식 방광세척용 세 갈래 도뇨관의 세척구뚜껑을 제거한다.				
10	세척구를 멸균소독솜으로 닦는다.				

순서	수 행	이론적 근거	평가		
			0	1	2
11	세척연결관을 도뇨관의 세척구에 연결한다.				
12	간헐적인 세척이 처방된 경우는 처방된 양의 세척액을 주입하고 세척연결관을 잠근다. 처방된 시간동안 방광에 머물게 한 다음 잠금장치를 풀어서 배출시킨다. 만약 세척액의 양이 처방되지 않았다면 150cc이상 주입하지 않는다.				
13	주입된 양만큼 배액될 때까지 기다린다. 주입액에 비해 배출량이 부족할 경우 대상자의 체위를 변경한다.				
14	지속적 방광 세척을 할 경우 세척액 연결관의 잠금장치로 처방된 주입속도를 맞추어 세척액이 방광으로 흘러가도록 한다. 배액관을 열어 배출로 지속적으로 이루어 질 수 있게 한다.				
15	도뇨관을 대퇴안쪽에 잘 고정한다.				
16	물품을 정리, 정돈한다.				
17	세척이나 방광점적 도중에 불편감이 있는지 배출액의 색깔, 혼탁정도, 소변줄기 등을 관찰 기록한다.				
지식	① 방광세척(폐쇄식)의 목적은?				
태도	복장 : □P □F 실습자세 : □P □F 정보제공 : □P □F				

0 : 전혀 모름 1 : 공부가 더 필요함 2 : 완전히 알고 수행할 수 있음

실습후기

방광세척(개방식)

Bladder irrigation method(open method)

20 년 월 일 조________ 학번________________ 이름_________________

목 적 :

준비물 : □ 처방된 세척액 혹은 멸균 생리식염수 □ 소독장갑 □ 방수포 □ 소변기
□ 관장용 주사기 □ 소독된 곡반 □ 소독솜 □ 기타( )

순서	수 행	이론적 근거	평가		
			0	1	2
1	손을 씻는다.				
2	필요한 물품을 준비하고, 대상자를 확인한 후 목적, 절차를 설명한다.				
3	소변백안의 소변량을 확인하고 기록한다.				
4	스크린을 쳐서 프라이버시를 유지하고 앙와위를 취하도록 돕는다.				
5	유치도뇨관과 소변백 연결부위밑에 방수포를 깐다.				
6	세척액을 곡반에 준비한 후 멸균장갑을 착용한다.				
7	유치도뇨관과 소변백의 배액관 연결부위를 소독액으로 닦은 뒤 분리시키고 오염되지 않게 배뇨관끝에 보호대를 씌워 놓는다. 유치도뇨관 끝에서 2.5cm 이상 떨어진 부분을 꺾어 잡는다.				
8	주사기에 세척액을 채운 뒤 도뇨관 끝, 주사기, 세척액을 오염시키지 않으면서 도뇨관에 세척액을 서서히 주입한다.(100~200cc)				

순서	수 행	이론적 근거	평가		
			0	1	2
9	주입한 세척액을 흡인해 낸다. 필요시 세척목적을 달성할 때까지 6, 7, 8의 절차를 계속 반복한다.				
10	방광점적시에는 용액을 점적한 후 도뇨관을 막는다. 일정 시간이 지난 뒤 조절기를 열고 방광내용물을 배출용기로 내보낸다.				
11	도뇨관끝 및 배액관끝을 오염시키지 않은 상태에서 다시 연결한다.				
12	물품을 정리, 정돈한 후 장갑을 벗고 손을 씻는다.				
13	세척이나 방광점적 도중에 불편감이 있는지 배출액의 색깔, 혼탁정도, 소변줄기 등을 관찰 기록 한다.				
지식	① 정상 방광의 용적은 얼마인가?				
태도	복장 : □P □F 실습자세 : □P □F 정보제공 : □P □F				

0 : 전혀 모름 1 : 공부가 더 필요함 2 : 완전히 알고 수행할 수 있음

실습후기

유치도뇨관 제거

Removing a foley Catheter

20 년 월 일 조________ 학번______________ 이름______________

목 적 :

준비물 : □ 10cc주사기 □ 일회용 장갑 □ 방수포 □ 거즈
□ 멸균 검체용기와 멸균가위(배약검사 필요시) □ 침상변기 혹은 소변기(필요시)
□ 기타( )

순서	수 행	이론적 근거	평가		
			0	1	2
1	손을 씻거나 손소독제를 사용한다.				
2	대상자의 이름, 등록번호 등을 개방형으로 질문하여 대상자를 확인하고, 입원팔찌와 대조하여 대상자를 확인한다.				
3	대상자에게 절차를 설명하고 여성의 경우 양쪽 무릎을 세운 자세를 취해 준다. 회음부를 제외한 나머지부위를 덮어준다.				
4	일회용 장갑을 착용한다.				
5	대상자의 둔부아래에 방수포를 깐다.				
6	배액관에 남아있는 소변을 수집주머니쪽으로 비워준다.				
7	소변량을 측정하고 소변주머니를 비운다.				
8	허벅지나 하복부의 유치도뇨관을 고정하고 있는 반창고를 제거한다.				
9	10cc 주사기를 도뇨관 끝의 풍선주입구에 연결한 다음 방광 안에 있는 도뇨관 끝의 풍선에서 증류수를 뽑아낸다. 증류수의 양은 도뇨관 삽입시의 양과 비슷한 5~10cc 정도이다.				

순서	수 행	이론적 근거	평가		
			0	1	2
10	대상자에게 심호흡을 시킨 다음 숨을 내쉴 때 도뇨관을 부드럽게 뺀다. 저항이 느껴지면 멈추고 풍선내부에 증류수가 남아 있는지 다시 확인한다.				
11	대상자의 회음부를 깨끗이 닦아 주거나 스스로 닦을 수 있도록 따뜻한 물을 적신 수건을 준다.				
12	장갑을 벗고 손을 씻거나 손소독제를 사용한다. 새 유치도뇨관을 다시 삽입하지 않을 경우에는 대상자를 덮어 주고 편안하게 체위를 취하도록 도와준다.				
13	대상자에게 수분섭취를 늘리도록 권장하고 소변을 보고 싶을 때는 알리도록 한다. 첫 자연배뇨 시간과 양을 기록한다. 배뇨할 수 있을 때까지 필요하면 2~4시간 마다 침상변기나 소변기를 제공한다. 도뇨관 제거후 8시간 이내에 자연배뇨를 하지 못하면 의사에게 알린다.				
14	사용한 도뇨관과 소변수집 주머니는 지정된 용기에 버린다.				
15	색과 냄새, 부유물 등을 간호기록지에 기록하고 양은 섭취량과 배설량 기록지에 기록한다.				
지식	① 유치도뇨관 제거 후 자연배뇨를 유도하는 방법을 서술하시오.				
태도	복장 : □P □F 실습자세 : □P □F 정보제공 : □P □F				

0 : 전혀 모름 1 : 공부가 더 필요함 2 : 완전히 알고 수행할 수 있음

실습후기

침상변기 사용
Using a bedpan

20 년 월 일 조________ 학번________________이름________________

목 적 :

준비물 : □ 변기 □ 변기 커버 □ 방수패드 □ 일회용 장갑 □ 화장지
□ 검사물 수집통(필요시) □ 씻을 물 □ 대야와 비누 □ 수건 □ 기타( )

순서	수 행		이론적 근거	평가		
				0	1	2
1	손을 씻고 일회용 장갑을 낀다.					
2	필요한 물품을 준비한다.					
3	커튼을 친다.					
4	절차를 설명한다.					
5	금속성 변기를 사용할 경우 따뜻한 물로 데웠다가 물을 버리고 물기를 닦는다.					
6	방수포를 깔고 대상자에게 변기를 제공한다.					
A. 일반적인 침상안정 대상자						
	6-1	변기를 옆이나 침상발치에 두고 침상머리를 30° 올린 자세를 취해 준다.				
	6-2	대상자의 무릎쪽으로 이불을 접어 내린다.				
	6-3	대상자에게 무릎을 굽히고 발뒤꿈치에 힘을 주도록 교육한다.				
	6-4	간호사는 손바닥을 위로하고 팔꿈치를 매트리스에 넣은 채 대상자의 천골 아래로 손을 넣는다.				
	6-5	간호사가 다른 손으로 변기의 납작한 부분이 침대의 발치로 향하고 부드럽고 둥근 부분에 엉덩이를 대는 동안 대상자 엉덩이를 들어준다.				

<table>
<tr><th rowspan="2">순서</th><th colspan="2" rowspan="2">수 행</th><th rowspan="2">이론적 근거</th><th colspan="3">평가</th></tr>
<tr><th>0</th><th>1</th><th>2</th></tr>
<tr><td colspan="7">B. 부동(골절) 대상자</td></tr>
<tr><td rowspan="6"></td><td>6-1</td><td>침대가 편평하도록 침상머리를 내리고 대상자의 등이 간호사쪽으로 향하도록 옆으로 눕는 자세를 취한다.</td><td></td><td></td><td></td><td></td></tr>
<tr><td>6-2</td><td>변기의 납작한 부분이 침대의 발치쪽으로 가도록 엉덩이에 댄다.</td><td></td><td></td><td></td><td></td></tr>
<tr><td>6-3</td><td>한 손은 변에 대고 다른 손은 대상자 몸의 앞쪽으로 넣어 침대에 닿는 엉덩이에 밀어넣는다.</td><td></td><td></td><td></td><td></td></tr>
<tr><td>6-4</td><td>대상자에게 변기를 댄 채 앙와위로 돌아눕도록 한다.</td><td></td><td></td><td></td><td></td></tr>
<tr><td>6-5</td><td>대상자의 체위를 편안하게 유지한 상태로 침상머리를 30° 올려준다.</td><td></td><td></td><td></td><td></td></tr>
<tr><td>6-6</td><td>침상머리를 올릴 수 없는 대상자의 요추만곡부위에 수건말이를 넣어준다.</td><td></td><td></td><td></td><td></td></tr>
<tr><td>7</td><td colspan="2">침구와 침대난간을 원위치로 해 준다.</td><td></td><td></td><td></td><td></td></tr>
<tr><td>8</td><td colspan="2">대상자 가까이에 콜벨과 화장지를 놓아두고 침상난간을 올린다.</td><td></td><td></td><td></td><td></td></tr>
<tr><td>9</td><td colspan="2">대상자의 변기를 제거한다.</td><td></td><td></td><td></td><td></td></tr>
<tr><td colspan="7">C. 일반적인 침상안정 대상자</td></tr>
<tr><td></td><td>9-1</td><td>대상자가 엉덩이를 들어 올리거나 옆으로 돌아누우면 변기를 빼낸다. 대상자가 움직일 때 변기를 꼭 잡는다.</td><td></td><td></td><td></td><td></td></tr>
<tr><td colspan="7">D. 부동(골절) 대상자의 변기 제거</td></tr>
<tr><td></td><td>9-1</td><td>한 손으로 변기를 안전하게 잡고 대상자를 측위를 취하게 하고 변기를 빼낸다.</td><td></td><td></td><td></td><td></td></tr>
<tr><td>10</td><td colspan="2">변기에 덮개를 씌워 침대발치나 가까운 의자에 둔다.</td><td></td><td></td><td></td><td></td></tr>
<tr><td>11</td><td colspan="2">손에 화장지를 여러 겹 말아서 회음부에서 항문 쪽으로 닦고 변기에 화장지를 버린다.
검사물을 채취하거나 I/O를 체크해야 하는 경우 화장지를 적절한 용기에 버린다.</td><td></td><td></td><td></td><td></td></tr>
</table>

순서	수 행	이론적 근거	평가		
			0	1	2
12	지시된 물과 비누로 항문주위를 닦고 말린다.				
13	대상자의 손을 씻고 건조시킨다.				
14	변기내용물을 버리고 장갑을 벗고 손을 씻는다.				
15	침상과 물품을 정리하고 기록한다.				
지식	① 일반 대변기와 부동(골절)대상자용 대변기의 특징은 무엇인가?				
태도	복장 : □P □F 실습자세 : □P □F 정보제공 : □P □F				

0 : 전혀 모름 1 : 공부가 더 필요함 2 : 완전히 알고 수행할 수 있음

실습후기

청결관장
Cleansing enema

20 년 월 일 조________ 학번______________ 이름______________

목 적 :

준비물 : □ 관장용액 □ 관장통 □ 연결관 □ 조절기 □ 직장 튜브 □ 수용성 윤활제
□ 대변기 □ 방수포 □ 목욕담요 □ 화장지 □ 일회용 장갑 □ 곡반 □ 온도계
□ 스크린 □ IV걸대 □ 기타( )

순서	수 행	이론적 근거	평가		
			0	1	2
1	손을 씻는다.				
2	필요한 물품을 준비한다.				
3	적절한 온도의 관장용액을 관장통에 처방대로 준비한다.				
4	관장용액의 온도를 측정한다. (성인 : 40.5~43℃, 어린이 : 37.7~40.5℃)				
5	관장통에 배액관과 직장튜브를 연결한 후 조절기를 풀어 용액을 흐르게 하여 공기를 빼고 다시 잠근다.				
6	대상자의 이름, 등록번호 등을 개방형으로 질문하여 대상자를 확인하고, 입원팔찌와 대조하여 대상자를 확인한다.				
7	목적과 방법을 설명한다.				
8	스크린이나 커텐으로 프라이버시를 유지한다.				
9	방수포를 대상자의 둔부밑에 깔아 침구를 보호한다.				
10	좌측 심스체위를 취한 오른쪽 무릎을 가능한 많이 구부려 항문부위를 충분히 노출되도록 한 다음 나머지부위는 목욕수건으로 덮어준다.				

순서	수 행	이론적 근거	평가		
			0	1	2
11	장갑을 착용한다.				
12	직장 튜브에 끝 5cm정도까지 수용성 윤활제를 바른다.				
13	대상자에게 숨을 크게 쉬도록 설명하면서 직장 튜브를 배꼽을 향하여 삽입한다(성인 : 7.5~10cm, 어린이 : 5~7.5cm). 이때 입을 벌리고 '아' 소리를 내게 하거나 심호흡을 유도한다.				
14	저항이 없으면 조절기를 열고 관장통을 30~45cm 높이로 올린 후 5~10분 동안 서서히 주입한다. 이 때 용액이 주입되는 동안 대상자가 팽만감과 통증을 호소하면 용액주입을 중단하고 쉬었다가 다시 천천히 주입한다.				
15	용액이 다 주입되었거나 직장으로 더 이상 용액이 주입되지 않거나 변의를 심하게 호소하면 잠금장치를 잠근다.				
16	여러겹의 화장지로 항문과 직장튜브주위를 누르면서 직장튜브를 제거한 다음 화장지로 항문에 남아있는 윤활제를 닦아준다.				
17	대상자에게 왼쪽 측위를 유지하면서 화장지로 대상자의 항문을 눌러주고 10~15분 동안 참은 후에 배변하게 한다.				
18	직장튜브를 휴지(포장지)로 싸서 곡반에 놓은 후 장갑을 벗는다.				
19	화장실에 갈 수 없는 대상자의 경우에는 손가까이에 변기와 휴지를 준비해 준다.				
20	침상과 물품을 정리하고 손을 씻는다.				
21	관장종류, 주입량, 배변양상, 대상자 반응 등을 기록한다.				

<table>
<tr><th rowspan="2">순서</th><th rowspan="2">수 행</th><th rowspan="2">이론적 근거</th><th colspan="3">평가</th></tr>
<tr><th>0</th><th>1</th><th>2</th></tr>
<tr><td>지식</td><td colspan="5">① 청결관장시 직장 튜브의 크기는?

② 청결관장의 금기대상자는?

③ 관장용액 주입도중 대상자가 복통을 호소한다면?

④ 관장용액 주입후 적절한 보유 시간은?</td></tr>
<tr><td>태도</td><td colspan="5">복장 : □P □F 실습자세 : □P □F 정보제공 : □P □F</td></tr>
</table>

0 : 전혀 모름 1 : 공부가 더 필요함 2 : 완전히 알고 수행할 수 있음

실습후기

글리세린 관장
Glycerin enema

20　　년　　월　　일　　조________ 학번_______________ 이름_______________

목　적 :

준비물 : □ 50cc 주사기　□ 관장용 글리세린액　□ 일회용 장갑　□ 직장튜브(14~20Fr)
□ 수용성 윤활제　□ 휴지　□ 변기　□ 방수포　□ 목욕담요　□ 곡반
□ 스크린　□ 기타(　　　　)

순서	수　행	이론적 근거	평가		
			0	1	2
1	손을 씻는다.				
2	필요한 물품을 준비한다.				
3	카테터나 직장튜부의 끝부분을 개봉하여 주사기를 연결한다.				
4	주사기 내관을 빼고 글리세린과 37.7~40.5℃의 물을 붓는다.				
5	주사기 내관을 꽂고 카테터나 직장튜브의 공기를 빼준다.				
6	카테터나 직장튜브 끝 10~15cm 부위에 윤활제를 바른다.				
7	준비한 물품을 가지고 대상자에게 가지고 간호사 자신을 소개한다.				
8	대상자의 이름, 등록번호 등을 개방형으로 질문하여 대상자를 확인하고, 입원팔찌와 대조하여 대상자를 확인한다.				
9	관장의 목적과 방법을 설명한다.				
10	스크린이나 커텐을 쳐주어 대상자의 프라이버시를 유지한다.				
11	손소독제로 손위생을 실시한다.				

순서	수 행	이론적 근거	평가		
			0	1	2
12	홑이불을 윗침구 위에 펴서 잡게 하고 윗침구를 끌어내려 침상발치에 접어놓고 반홑이불로 덮어준다.				
13	대상자에게 좌측 Sims' position를 취하게 한다.				
14	대상자의 둔부 밑에 방수포나 고무포와 반홑이불을 깐다.				
15	일회용 장갑을 착용한다.				
16	대상자의 둔부를 노출시키고 항문이 보이도록 사이를 벌린다.				
17	대상자에게 입으로 숨을 천천히 내쉬면서 긴장을 풀도록 유도한다.				
18	카테터나 직장튜브끝을 대상자의 배꼽을 향하도록 해서 5~10cm 정도 삽입한다.				
19	카테터나 직장튜브 위치를 고정하고 용액을 천천히 주입한다.				
20	용액이 주입되는 동안 불편함이 있을 수 있음을 설명한다.				
21	용액을 전부 주입한 후 카테터나 직장튜브를 항문에서 빼내어 휴지에 싸서 곡반에 놓는다.				
22	일회용 장갑을 벗는다.				
23	대상자에게 팽만감을 느끼는 것은 정상임을 설명한다.				
24	대상자에게 '10~15분 대변을 참거나' 혹은 '침대에 누워서 참을 수 있을 만큼' 대변을 참은 후 화장실에 가야 함을 설명한다.				
25	대상자에게 대변을 본 후 그 결과를 알려야 함을 설명한다.				
26	적어도 한 시간 동안 둔부 밑에 방수포나 고무포와 반 홑이불을 그대로 둔다.				
27	대상자를 편안하게 해주고 물품을 정돈한다.				
28	손을 씻는다.				

<table>
<tr><th rowspan="2">순서</th><th rowspan="2">수 행</th><th rowspan="2">이론적 근거</th><th colspan="3">평가</th></tr>
<tr><th>0</th><th>1</th><th>2</th></tr>
<tr><td>29</td><td>수행결과를 대상자의 간호기록지에 기록한다.
1) 관장의 종류
2) 관장 용액 및 주입한 양
3) 용액이 체내에 체류애 있었던 시간
4) 관장절차에 대한 대상자의 반응
5) 대상자의 관결과(대변량, 대변양상)</td><td></td><td></td><td></td><td></td></tr>
<tr><td>지식</td><td colspan="5">① 관장시 좌측 심스체위를 취해주는 이유는 무엇인가?

② 글리세린 주입 후 적절한 보유시간은?</td></tr>
<tr><td>태도</td><td colspan="5">복장 : □P □F 실습자세 : □P □F 정보제공 : □P □F</td></tr>
<tr><td colspan="3">총점</td><td colspan="2"></td><td></td></tr>
</table>

0 : 전혀 모름 1 : 공부가 더 필요함 2 : 완전히 알고 수행할 수 있음

실습후기

제 13 장

검사간호

간이혈당측정

Blood Sugar Test

20　　년　　월　　일　　조________ 학번_______________이름_______________

목　적 :

준비물 : □ 혈당측정기(Blood Glucose Meter)　□ 채혈기(Penlet) □ 채혈침(Lancet)
□ 알코올솜 □ 검사지(Strip) □ 기타(　　　　　　　)

순서	수　행	이론적 근거	평가		
			0	1	2
1	손을 씻는다.				
2	간이 혈당측정에 필요한 물품을 준비한다.				
3	준비한 물품을 가지고 대상자에게 가 간호사 자신을 소개한다.				
4	대상자의 이름, 등록번호 등을 개방형으로 질문하여 대상자를 확인하고, 입원팔찌와 대조하여 대상자를 확인한다.				
5	대상자에게 혈당측정의 목적과 절차에 대해 설명한다.				
6	손소독제로 손위생을 실시한다.				
7	대상자의 손가락 끝을 부드럽게 촉진하여 채혈하기 적절한지 확인한 다음 손이 심장보다 아래에 위치하도록 한다.				
8	채혈기에 채혈침을 끼워 대상자의 피부상태에 맞도록 삽입깊이를 조절한다.				
9	대상자의 손가락 끝을 소독솜으로 닦은 다음 말린다.				
10	혈당측정기의 전원을 켠다				
11	손가락 끝부분의 측면에 채혈기를 놓고 채혈침이 피부를 순간적으로 천자하도록 버튼을 누른다.				

순서	수 행	이론적 근거	평가		
			0	1	2
12	천자부위는 힘주어 짜내지 말고 혈액이 자연스럽게 흘러나오게 한 다음 혈액방울을 검사지 묻힌다.				
13	혈당측정기의 모니터에 나온 수치를 확인하고 메모한 후 대상자에게 설명해 준다.				
14	채혈침은 손상성폐기물 정용용기에 버리고 사용했던 소독솜과 피묻은 검사지는 일반 의료폐기물 전용용기에 버린다.				
15	손을 씻는다.				
16	혈당 기록지에 혈당 측정치를 기록한다.				
지식	① BST 정상치는? ② 간이혈당측정시 주의점은 무엇인가?				
태도	복장 : □P □F 실습자세 : □P □F 정보제공 : □P □F				

0 : 전혀 모름 1 : 공부가 더 필요함 2 : 완전히 알고 수행할 수 있음

실습후기

정맥천자

Venipuncture

20 년 월 일 조________ 학번______________ 이름______________

목 적 :

준비물 : 주사기 사용시 ☐ 지혈대 ☐ 알코올솜 ☐ 일회용 또는 멸균장갑
☐ 5~10cc 주사기(20~21G, 1 inch 바늘) ☐ 혈액 검사용 용기
☐ 기타( )
진공 채혈관 사용시 ☐ 지혈대 ☐ 알코올솜 ☐ 일회용 또는 멸균장갑
☐ holder와 진공 채혈관용 바늘 ☐ 혈액 검사용 용기
☐ 기타( )

순서	수 행		이론적 근거	평가		
				0	1	2
1	손을 씻거나 손소독제를 사용한다.					
2	팔찌대상자를 확인한 다음 채혈에 관해 설명한다.					
3	처방 및 혈액검사의 종류를 확인한다.					
4	주사기를 준비하고, 시험관이나 혈액검사 용기에는 대상자의 성명, 연령, 병실번호, 등록번호 등을 적어서 라벨을 붙인다.					
5	적절한 채혈 부위를 선정하고, 적절한 체위를 취하도록 한다.					
	5-1	대상자를 편안히 눕거나 앉도록 하되 서있는 자세를 취해서는 안된다.				
	5-2	팔의 위치는 심장보다 낮게 한다.				
6	필요시 장갑을 착용한다.					
7	정맥천자 할 부위를 준비한다.					

순서	수 행		이론적 근거	평가 0	평가 1	평가 2
	7-1	미리 선정한 천자부위를 점검한다.				
	7-2	선정된 부위의 8~10cm 상방에 지혈대를 묶는다.				
	7-3	요골동맥에서 맥박이 촉지되는지 확인한다.				
	7-4	팔에서 천자할 경우에는 혈관이 잘 나타나도록 대상자에게 주먹을 쥐었다 폈다를 여러번 하도록 한다.				
	7-5	정맥이 두드러져 보이지 않으면 촉지한다. 이 때 정맥이 잘 촉지 되지 않으면 해당부위에 손가락으로 가볍게 두드리거나 문질러 보고, 그래도 정맥이 촉지되지 않으면 온찜질을 하거나 팔의 위치를 심장보다 낮춰 본다.				
	7-6	지혈대를 감은 채 정맥을 찾는 데 1분 이상 시간이 소요되면 일단 지혈대를 푼 다음 몇 분 후에 다시 감는다.				
	7-7	알코올솜이나 포비돈솜으로 천자할 부위를 잘 닦는다.				
	7-8	정맥천자를 한다. : 정맥천자부위를 닦은 피부소독제가 건조되지 않은 경우에는 멸균거즈로 알코올을 닦아낸다.				
A. 주사기를 이용할 경우						
	8-1	주사기를 잡지 않은 쪽의 엄지손가락으로 천자하고자 하는 부위의 3cm 정도 아랫부분에 대고 피부를 아래로 팽팽하게 잡아 당긴다.				
	8-2	20~21G의 주사바늘을 사면이 위로 향하도록 15~30°로 잡은 다음에 혈류 방향을 향해 주사기로 천자부위에 재빨리 찌른다.				

순서	수 행		이론적 근거	평가		
				0	1	2
	8-3	주사바늘이 피부에 삽입 되면 피부에 평행되도록 주사기의 각도를 낮추어 정맥을 찾아 혈관을 찌른다.				
	8-4	이 때 주사바늘이 혈관에 제대로 삽입되어야 채혈과정이 원활해져 주사기 내로 혈액이 유입된다.				
	8-5	주사기의 내관을 잡아 당겨 필요한 양의 정맥혈을 주사기로 빼낸다.				
	8-6	필요한 양의 혈액이 주사기내로 모아지면 지혈대를 먼저 푼 다음에 주사기를 뺀다.				
	8-7	채혈한 검사물은 해당 채혈용기에 넣어 즉시 검사실로 보낸다.				
B. 진공채혈관(Vacutainer)을 이용하여 채혈할 경우						
	8-1	대상자의 혈관상태에 맞는 채혈용 바늘을 선택한다.				
	8-2	채혈용 바늘이 들어 있는 용기가운데에 라벨이 붙어 있는 부분을 돌려서 반투명한 플라스틱으로 된 용기의 한쪽 부분을 벗겨낸다.				
	8-3	고무로 쌓여진 연결부위를 주사기의 외관 모양을 한 진공 채혈관 holder 안으로 넣은 다음 holder의 끝 부분과 채혈용 바늘의 나사부분을 돌려서 고정한다.				
	8-4	검사목적에 맞는 진공 채혈관을 선택한다.				
	8-5	천자부위의 피부를 소독한 후 천자하려는 부위의 1인치 아랫부분을 팽팽히 잘 잡아당긴 후 바늘은 15°로 하여 약 1cm의 깊이로 정맥을 천자 한다.				

순서	수 행		이론적 근거	평가		
				0	1	2
	8-6	검사목적에 맞는 진공채혈관을 holder 안으로 밀어 넣어서 천자한 바늘을 통해 진공채혈관으로 혈액이 유입되도록 한다. 대상자의 혈관이 가는 경우는 채혈용 바늘 대신 나비바늘을 이용하여 천자한 다음 나비바늘의 연결부에 luer adapter를 끼워 진공채혈관과 연결되도록 하여 채혈하며, 혈관카테터를 이용하여 천자한 경우에도 luer adapter를 이용하여 진공채혈관과 연결하면 쉽게 채혈할 수 있다.				
	8-7	정맥천자후 한 손의 검지손가락을 바늘의 중심부(lub)에 대고 나머지손가락은 holder를 잡는다.				
	8-8	진공채혈관 내로 유입되던 혈액의 흐름이 멈추면 진공관을 먼저 빼 낸 다음, 천자부위를 알코올솜으로 누르면서 채혈바늘과 holder의 연결부위를 잡고 바늘을 재빨리 빼낸다. 연속 채혈검사 시는 채혈바늘을 빼내기 전에 새로운 진공채혈관을 holder안으로 다시 삽입하여 검사물을 받아 내면된다.				
	8-9	채혈이 완료되면 지혈대를 풀고 채혈관을 빼낸 다음 바늘을 제거하며, 천자부위가 지혈되도록 마른거즈나 알코올솜으로 5~10분간 꼭 누르도록 한다.				
	8-10	천자부위는 가능한 심장 부위보다 높여준다.				
	8-11	채혈한 검사물은 시약이 골고루 섞이도록 위 아래로 위치를 8번정도 이동한다.				

순서		수 행	이론적 근거	평가		
				0	1	2
C. 중심정맥관을 이용하여 채혈할 경우						
	8-1	수액 주입중인 중심정맥관을 통해 채혈할 경우에는 수액주입조절기를 잠근 다음, 중심정맥관과 수액 연결부위를 소독솜으로 닦는다.				
	8-2	10~20cc의 생리식염수가 들어있는 주사기로 중심정맥관을 관류한 다음 10cc정도의 혈액을 흡인해 낸 다음에 버린다.				
	8-3	새 주사기로 검사물을 채혈하여 진공채혈관에 넣는다.				
	8-4	10~20cc의 생리식염수가 들어 있는 주사기로 중심 정맥관을 다시 관류한 다음 수액을 연결한다. 수액을 주입하는 경우가 아니라면 heparin lock나 IV lock을 이용하여 중심정맥관을 통해 채혈할 수 있다.				
지식	① 정맥천자시 흔히 사용되는 혈관은 무엇인가? ② 면역/핵의학 검사 채혈관, PT/PTT 채혈관, 혈액 화학검사 채혈관, 전혈구 검사 채혈관 중 검사물 수집 순서를 나열하시오.					
태도	복장 : □P □F 실습자세 : □P □F 정보제공 : □P □F					

0 : 전혀 모름 1 : 공부가 더 필요함 2 : 완전히 알고 수행할 수 있음

실습후기

상처배액 검사물 채취

Specimen collection of wound drainage

20 년 월 일 조________ 학번_______________이름_______________

목 적 :

준비물 : ☐ 일회용 장갑 ☐ 멸균장갑 ☐ 방수백 ☐ 멸균드레싱 세트
☐ 생리식염수와 세척용 주사기 ☐ 면봉이 있는 배양 튜브와 배양기
☐ 라벨이 붙은 용기 ☐ 검사실에 보낼 검사의뢰서 ☐ 기타( )

순서	수 행	이론적 근거	평가		
			0	1	2
1	손을 씻는다.				
2	필요한 물품을 준비한다.				
3	대상자의 이름, 등록번호 등을 개방형으로 질문하여 대상자를 확인하고, 입원팔찌와 대조하여 대상자를 확인한다.				
4	간호사가 무엇을 수행할 것인지, 왜 필요한지, 대상자가 협조하는 방볍에 대해 설명한다.				
5	스크린이나 커텐으로 프라이버시를 유지한다.				
6	일회용 장갑을 착용한다.				
7	상처를 덮고 있는 드레싱은 제거한다.				
8	배액양상을 조사한다.				
9	방수백에 드레싱을 버린다.				
10	장갑을 벗어 적절한 곳에 버린다.				
11	무균법을 적용해서 드레싱세트를 개방한다.				

순서	수 행	이론적 근거	평가		
			0	1	2
12	상처를 사정하고, 멸균장갑을 착용한다.				
13	멸균생리식염수로 상처를 세척하고 상처에 멸균거즈패드를 댄다.				
14	항생제연고나 크림사용시에는 배양검사 전에 이를 면봉으로 제거한다.				
15	멸균장갑을 벗는다.				
16	검체튜브를 열고 뚜껑을 편평하고 건조한 곳에 윗면이 아래로 가도록 놓는다. 뚜껑을 돌려 면봉을 꺼낸다.				
17	상처의 측면이나 밑면부터 육아조직의 깨끗한 면 구석구석까지 면봉을 앞뒤로 돌린다.				
18	농이나 고여있는 삼출액은 배양에 사용하지 않는다.				
19	면봉이 상처가장자리 피부에 닿지 않도록 한다.				
20	튜브끝이나 가장자리에 닿지 않도록 주의하면서 면봉을 튜브안으로 넣는다.				
21	미생물성장에 필요한 배지가 들어 있는 내부앰플을 눌러 터뜨려 면봉이 배양배지에 둘러싸이도록 한다.				
22	뚜껑을 돌려 잠근다.				
23	다른 부위의 검체가 필요하다면 위 절차를 반복하고 라벨에 채취부위를 적는다.				
24	상처를 드레싱한다.				
25	손을 씻는다.				
26	검사물표본을 즉시 검사실로 가져가고 관련된 정보를 기록한다.				

순서	수 행	이론적 근거	평가		
			0	1	2
지식	① 상처에서 배액되는 삼출물의 종류는 무엇인가?				
태도	복장 : □P □F 실습자세 : □P □F 정보제공 : □P □F				

0 : 전혀 모름 1 : 공부가 더 필요함 2 : 완전히 알고 수행할 수 있음

실습후기

중간 소변 검사물 수집

Urine collection(Clean Catch)

20 년 월 일 조________ 학번________________이름________________

목 적 :

준비물 : ☐ 손소독제 ☐ 물 티슈
☐ 2% 클로르핵시딘 또는 10% 포비돈 솜(포비돈 스틱을 사용하면 편리)
☐ 일회용장갑 ☐ 라벨 ☐ 소변수집용기 ☐ 기타( )

<table>
<tr><th rowspan="2">순서</th><th rowspan="2" colspan="2">수 행</th><th rowspan="2">이론적 근거</th><th colspan="3">평가</th></tr>
<tr><th>0</th><th>1</th><th>2</th></tr>
<tr><td>1</td><td colspan="2">필요한 물품을 준비한다.</td><td></td><td></td><td></td><td></td></tr>
<tr><td>2</td><td colspan="2">손을 씻거나 손소독제를 사용한다.</td><td></td><td></td><td></td><td></td></tr>
<tr><td>3</td><td colspan="2">대상자의 이름, 등록번호 등을 개방형으로 질문하여 대상자를 확인하고, 입원팔찌와 대조하여 대상자를 확인한다.</td><td></td><td></td><td></td><td></td></tr>
<tr><td>4</td><td colspan="2">장갑을 착용하고, 필요하면 회음부 간호를 한다.</td><td></td><td></td><td></td><td></td></tr>
<tr><td>5</td><td colspan="6">다음의 내용을 교육한다.</td></tr>
<tr><td rowspan="3"></td><td>5-1</td><td>화장실이나 변기를 이용하여 소변을 보도록 한다.</td><td></td><td></td><td></td><td></td></tr>
<tr><td>5-2</td><td>요도구를 잘 닦은 다음 소변검사물을 받도록 교육한다.</td><td></td><td></td><td></td><td></td></tr>
<tr><td>5-3</td><td>남자의 경우 장갑을 착용하고 수집용기의 뚜껑의 안쪽 부분이 위로 오도록 뒤집어 놓는다. 요도구 부분을 클로드헥시딘이나 포비돈솜으로 안쪽에서 바깥쪽으로 둥글게 닦아낸다. 변기나 화장실에서 소변을 일부 보고 난 다음에 다시 소변을 보게 하여 30~60cc의 소변을 용기에 담아낸다.</td><td></td><td></td><td></td><td></td></tr>
</table>

순서	수 행		이론적 근거	평가		
				0	1	2
	5-4	여자의 경우 장갑을 착용하고 용기뚜껑을 열고, 자주 쓰지 않는 손으로 소음순부분을 소독솜으로 닦아 내는데 요도구 윗부분에서 아랫부분으로 닦아낸다. 일단 소변을 조금 본 다음에 음순을 벌린 채 소변을 보되 적어도 30~60cc의 소변검사물을 받아낸다.				
6	검사물을 다 받고 나면 음순이나 음경을 잡고 있던 손을 떼기 전에 먼저 소변수집통을 빼낸다.					
7	방광에 남은 소변을 마저 배출하도록 한다.					
8	용기의 바깥부분을 깨끗이 닦은 다음 장갑을 벗고 손을 씻거나 손소독제를 사용한다.					
9	라벨에 대상자의 이름, 병실번호, 등록번호, 날짜, 시간 등이 옳게 기록되어 있는지 확인한다.					
10	소변수집통은 15분 이내에 검사실로 보내되 시간이 잘 맞지 않으면 검사물을 냉장보관한다.					
지식	① 소변검사물을 15분내 검사실로 보내야 하는 이유는 무엇인가?					
태도	복장 : □P □F 실습자세 : □P □F 정보제공 : □P □F					

0 : 전혀 모름 1 : 공부가 더 필요함 2 : 완전히 알고 수행할 수 있음

실습후기

소변 검사물 수집(유치도뇨관)

Urine Collection(Foley Catheter)

20 년 월 일 조________ 학번______________ 이름______________

목 적 :

준비물 : ☐ 단순드레싱 세트 ☐ 10% 포비돈 또는 2% 클로르 헥시틴 소독솜
☐ 10cc 멸균주사기 ☐ 일회용 장갑 ☐ 곡반 ☐ 멸균된 소변검사물용기
☐ 겸자(필요시) ☐ 기타( )

순서	수 행	이론적 근거	평가		
			0	1	2
1	손을 씻거나 손소독제를 사용한다.				
2	드레싱세트에 필요한 물품을 빠짐없이 준비한다.				
3	대상자의 이름, 등록번호 등을 개방형으로 질문하여 대상자를 확인하고, 입원팔찌와 대조하여 대상자를 확인한다.				
4	대상자에게 소변검사물이 필요함을 알려주고 목적과 절차를 설명한다.				
5	스크린이나 커튼을 쳐준다.				
6	준비한 드레싱세트를 펴 놓는다.				
7	멸균장갑을 착용한다.				
8	소변수집백의 검사물 채취용 port를 소독 솜으로 닦고 port가 없을 경우에는 도뇨관 끝부분을 닦는다.				
9	검사물 채취용 port나 주사바늘을 무균적으로 삽입한다.				

순서	수 행	이론적 근거	평가		
			0	1	2
10	소변을 10cc 뽑아 낸 다음 무균적인 방법으로 멸균 검사물 용기에 담는다.				
11	장갑을 벗고 물품을 정리한다.				
12	대상자정보가 정확하게 기록된 라벨을 용기에 붙여 검사실로 보낸다.				
13	손을 씻거나 손소독제를 사용한다.				
14	소변 채취시간, 특이사항 등을 기록한다.				
지식	① 일반적으로 소변분석검사를 하는 목적은 무엇인가?				
태도	복장 : □P □F　실습자세 : □P □F　정보제공 : □P □F				

0 : 전혀 모름 1 : 공부가 더 필요함 2 : 완전히 알고 수행할 수 있음

실습후기

24시간 소변 검사물 수집

Urine Collection for 24 hours

20　　년　　월　　일　　조________ 학번______________이름______________

목　적 :

준비물 : ☐ 방부제가 포함된 24시간 소변수집용기(검사종류에 따라 수집용기가 다를 수 있음)
☐ 기타(　　　　　　　　)

순서	수　행	이론적 근거	평가		
			0	1	2
1	손을 씻거나 손소독제를 사용한다.				
2	필요한 물품을 빠짐없이 준비하여 대상자에게로 간다.				
3	대상자의 이름, 등록번호 등을 개방형으로 질문하여 대상자를 확인하고, 입원팔찌와 대조하여 대상자를 확인한다.				
4	대상자에게 24시간 동안 보는 소변을 모아야 함을 알려 주고 목적과 절차를 설명한다.				
5	대상자에게 소변을 보고 오도록 한다.				
6	수집시간이 명시된 소변수집용기를 주고 이후부터 화장실 변기에 소변을 보지 말고 침상용 변기에 소변을 보고 전부 용기에 모으도록 한다. 배변전에 배뇨하도록 한다.				
7	중간에 소변을 잘 모으고 있는지 확인한다.				
8	24시간이 끝나는 시간에 배뇨를 하게 하여 이를 검사물에 포함시킨다.				

순서	수 행	이론적 근거	평가		
			0	1	2
9	소변을 모은 수집병을 조심해서 병실에서 가지고 나온다.				
10	손을 씻거나 손소독제를 사용한다.				
11	검사물에 바르게 표기된 정확한 라벨을 잘 붙이고 즉시 검사실로 보낸다(필요시 양을 기록한다).				
지식	① 24시간 소변분석검사를 하는 목적은 무엇인가?				
태도	복장 : □P □F 실습자세 : □P □F 정보제공 : □P □F				

0 : 전혀 모름 1 : 공부가 더 필요함 2 : 완전히 알고 수행할 수 있음

실습후기

산소포화도 측정

O_2 Saturation with Pulse oximeter monitoring

20　　년　　월　　일　　조________ 학번_______________이름_______________

목　적 :

준비물 : □ Pulse oximeter 혹은 patient monitor　□ 소독솜　□ 거즈
□ 기타(　　　　　　　)

순서	수 행	이론적 근거	평가		
			0	1	2
1	손을 씻는다.				
2	필요한 물품을 준비한다.				
3	대상자에게 간호사 자신을 소개한다.				
4	대상자의 이름, 등록번호 등을 개방형으로 질문하여 대상자를 확인하고, 입원팔찌와 대조하여 대상자를 확인한다.				
5	대상자의 호흡양상이나 흉통 등의 증상을 사정한다.				
6	산소포화도 측정의 목적과 절차에 대해 설명한다.				
7	손소독제로 손위생을 실시한다.				
8	산소포화도 측정기계(Pulse oximeter)를 켜고 센서에 불이 들어오는지 확인한다.				
9	손톱상태를 확인한다(메니큐어가 있는 경우 지운다).				
10	센서를 손가락에 적용하여 발광부가 손톱에 닿도록 고정한다.				

순서	수 행	이론적 근거	평가		
			0	1	2
11	주의사항을 대상자에게 설명한다. 1) Perfusion이 잘 되도록 팔을 많이 움직이지 말 것 2) 강한 외부 빛이 센서에 비치지 않도록 할 것 3) 정상호흡을 할 것 4) 손가락이 아프거나 습기차면 보고할 것				
12	산소포화도를 읽고, 산소포화도 및 심박동수의 위험 수준을 setting해서 알람설정을 한후 대상자에게 설명한다.				
13	케이블이 당기지 않도록 정리한 후 손을 씻는다.				
14	수행결과를 간호기록지에 기록한다(산소포화도, HR등)				
지식	① 산소포화도의 정상범위는 무엇인가?				
태도	복장 : □P □F　　실습자세 : □P □F　　정보제공 : □P □F				

0 : 전혀 모름 1 : 공부가 더 필요함 2 : 완전히 알고 수행할 수 있음

실습후기

심전도 모니터 적용
EKG monitoring

20　　년　　월　　일　　조________ 학번________________ 이름________________

목　적 :

준비물 : ☐ EKG monitor 혹은 patient monitor　☐ Electrode
☐ 소독솜　☐ 거즈　☐ 기타(　　　　　　)

순서	수　행	이론적 근거	평가		
			0	1	2
1	손을 씻는다.				
2	필요한 물품을 준비한다.				
3	대상자에게 간호사 자신을 소개한다.				
4	대상자의 이름, 등록번호 등을 개방형으로 질문하여 대상자를 확인하고, 입원팔찌와 대조하여 대상자를 확인한다.				
5	심전도 모니터링의 목적 및 절차에 대해 설명한다.				
6	전극 부착 위치를 선정하고 피부상태를 확인한다. 1) 오른쪽 팔(RA) 전극을 부착할 오른쪽 쇄골 아래 선정 2) 왼쪽 팔(LA) 전극을 부착할 외쪽 쇄골 아래 선정 3) 왼쪽 다리(LL) 전극을 부착할 왼쪽 5번째 늑간 중심 액와선 선정				
7	전극 부착부위 피부를 준비한다. 1) 부착부위는 거즈에 물을 이용해 잘 닦고 건조시킨다. 2) 털이 긴 경우 털을 제거한다.				

순서	수 행	이론적 근거	평가		
			0	1	2
8	전극을 준비한다. 1) 환자에게 부칠 전극(eletrode)과 lead wire를 연결한다. 2) 젤이 부착되어 있는 전극의 뒷부분의 비닐을 제거한다.				
9	전극을 16의 3개 위치에 부착하고 잘 고정되었는지 확인한다(이 때 젤 패드는 누르지 않는다.). 1) 오른쪽 팔(RA) 전극을 부착할 오른쪽 쇄골 아래 선정 2) 왼쪽 팔(LA) 전극을 부착할 외쪽 쇄골 아래 선정 3) 왼쪽 다리(LL) 전극을 부착할 왼쪽 5번째 늑간 중심 액와선 선정				
10	심전도 lead II를 설정하고 리듬, 심박동수(HR)를 확인한다.				
11	주의점(경고음의 의미와 기계의 변동 등)을 설명한다.				
12	재사용물품은 제자리에 정리하고, 뒷정리를 한다.				
13	손을 씻는다.				
14	수행결과를 대상자의 간호기록지에 기록한다(HR, EKG rhythm양상 등)				
지식	① 24시간 소변분석검사를 하는 목적은 무엇인가?				
태도	복장 : □P □F 실습자세 : □P □F 정보제공 : □P □F				

0 : 전혀 모름 1 : 공부가 더 필요함 2 : 완전히 알고 수행할 수 있음

실습후기

제 14 장

응급간호

비출혈
Nasal bleeding

20 년 월 일 조________ 학번_________________이름_________________

목 적 :

준비물 : ☐ 거즈 또는 코튼볼 ☐ 일회용 장갑 ☐ 기타( )

순서	수 행	이론적 근거	평가		
			0	1	2
1	손을 씻는다.				
2	필요한 물품을 준비한다.				
3	일회용 장갑을 착용한다.				
4	대상자를 최대한 안정시킨다.				
5	대상자를 앉게 한 후 머리를 앞으로 기울이게 한다.				
6	옷을 느슨하게 한다.				
7	입으로 숨을 쉬게 한다.				
8	Kiesselbach point를 엄지와 검지로 꽉 쥔다.				
9	턱을 앞으로 당기고 입으로 숨을 쉬게 한다.				
10	말하기, 삼키기, 기침 등은 하지 않도록 한다.				
11	10분 정도 압박을 한 후 구강안의 피를 뱉어내게 한다.				

순서	수 행	이론적 근거	평가		
			0	1	2
12	대상자를 편안한 체위로 취해 준다.				
13	장갑을 벗고 사용한 물품을 정리한다.				
14	손을 씻는다.				
15	사정한 결과와 수행내용을 기록한다.				
지식	① Kiesselbach point의 해부학적 위치를 설명하시오.				
태도	복장 : □P □F 실습자세 : □P □F 정보제공 : □P □F				

0 : 전혀 모름 1 : 공부가 더 필요함 2 : 완전히 알고 수행할 수 있음

실습후기

성인기도폐쇄

Airway obstruction for adults

20　년　　월　　일　　조________ 학번______________ 이름______________

목 적 :

준비물 : □ 기타(　　　　　　)

순서	수 행	이론적 근거	평가		
			0	1	2
1	환자의 의식 및 호흡을 확인한다. 어깨를 두들이며 “괜찮습니까?”				
2	환자가 말이나 기침을 할 수 있는지 질문하고 도울지를 물어본다. “목에 무엇이 걸리셨어요? 제가 무엇을 도와드릴까요?”				
3	환자를 세우거나 앉힌 뒤 환자뒤에 서서 환자의 허리를 팔로 감고 한 손은 주먹을 쥔다. 주먹쥔 손은 엄지손가락 부분이 배꼽위와 흉골 아래쪽 끝사이의 복부중앙에 오도록 한다.				
4	주먹쥔 손을 다른 손으로 잡고 팔꿈치가 환자의 바깥쪽을 향하게 하여 환자의 복부안쪽으로 주먹을 누르며 위를 향하여 빠르게 밀쳐 올린다.				
5	복부 밀쳐 올리기는 이물질이 제거 되었거나 환자가 의식을 잃을 때까지 반복한다.				
지식	① 주먹쥔 손을 놓는 위치는?				
태도	복장 : □P □F　　실습자세 : □P □F　　정보제공 : □P □F				

0 : 전혀 모름　1 : 공부가 더 필요함　2 : 완전히 알고 수행할 수 있음

영아기도폐쇄
Airway obstruction for infants

20 년 월 일 조________ 학번______________ 이름______________

목 적 :

준비물 : □ 기타( )

순서	수 행	이론적 근거	평가 0	평가 1	평가 2
1	의식확인과 연락 : 기침, 호흡 또는 울 수 있는지 확인하고 119에 전화를 부탁한다.				
2	자세교정 : 손가락으로 영아의 머리와 목의 뒷부분을 받치기 위하여 구조자의 다른 손을 구조자쪽의 영아의 견갑골밑으로 밀어 넣는다.				
3	엄지와 기타 손가락사이로 영아의 턱을 꽉 잡고 그 손으로 영아의 머리와 목을 받친다.				
4	구조자의 팔을 대퇴부위로 내린다. 이 때 영아의 머리는 가슴보다 낮게 해야 한다.				
5	손꿈치로 영아의 견갑골 사이를 세게 5회 두드린다.				
6	영아가 구조자의 두 손 사이에 끼이도록 등을 두드렸던 손을 영아의 머리와 등에 댄다. 손가락으로 영아의 머리와 목의 뒷부분을 받친다.				
7	영아를 돌려 얼굴이 보이게 한다. 영아의 등을 받치고 있는 팔을 대퇴부위에 내려놓는다.				
8	영아에게 흉부압박을 하기 위하여 양쪽 유두를 잇는 가상선의 중심의 흉골위에 약지를 댄다. 연이어 검지와 중지를 대고 약지를 뗀다.				

순서	수 행	이론적 근거	평가		
			0	1	2
9	두 손가락으로 흉골을 흉곽전후경의 1/2 (4cm) 정도 누른다. 손가락이 떨어지지 않게 하면서 총 5회 압박한다.				
10	이물질이 나오거나 영아가 의식이 있을 때까지 등두드리기와 가슴압박을 계속한다.				
	이물질 확인 : 이물질이 제거됨을 확인하고 환자를 편안히 눕힌다.				
지식	① 등두드리기와 흉부압박의 비율? ② 영아의 머리와 가슴의 위치는?				
태도	복장 : □P □F 실습자세 : □P □F 정보제공 : □P □F				

0 : 전혀 모름 1 : 공부가 더 필요함 2 : 완전히 알고 수행할 수 있음

실습후기

기본 심폐소생술 및 자동제세동기 적용
BLS with AED applying

20 년 월 일 조________ 학번________________이름________________

목 적 :

준비물 : □ 자동체외제세동기(Automatic External Defibrillator; AED) □ mouth shield
□ 기타( )

순서	수 행	이론적 근거	자가평가		
			0	1	2
1	환자를 발견하면 양쪽어깨를 가볍게 흔들면 환자의 의식을 확인한다.				
2	반응이 없음이 확인되면, 즉시 한 사람을 지정하여 119에 연락하도록 도움을 요청하고, 또 다른 사람을 지정하여 자동 체외 제세동기를 가져오라고 지시한다.				
3	경동맥을 촉진하여 맥박을 확인한다(10초를 넘지 않게)				
4	경동맥 맥박이 없는 경우, 바로 흉부압박을 시작한다. 1) 흉부압박의 위치는 가슴중앙을 확인한다.				
5	2) 압박지점에 한쪽 손꿈치를 대고 다른 한 손을 그 위에 포개어 깍지를 낀 자세로 손을 놓는다.				
6	팔꿈치를 곧게 펴고 환자의 감슴과 수직이 되도록 압박하고, 체중이 실리도록 하여 5cm 이상의 깊이로 압박을 한다(소아는 5cm이내).				
7	흉부압박의 속도은 분당 최소 100회를 유지한다. 압박한 후에는 충분히 이완이 되도록 하면서 속도를 유지한다.				
8	정확한 기도 유지 자세를 확인한다(jqw thrust/head-tilt chin-lift).				

순서	수 행	이론적 근거	평가		
			0	1	2
9	인공호흡을 2회 실시한다.				
10	자동 체외 제세동기가 도착하면 전원을 켠다.				
11	패드를 흉골(Sternum))과 심첨(Apex)에 부착한 후 심전도를 분석한다.				
12	제세동해 함이 확인되면 충전한 후 환자에게서 모두 떨어지도록 주위 사람들에게 지시한 다음, 깜빡이는 버튼을 눌러 제세동을 실시한다.				
13	제세동이 완료되면 바로4~9과정을 5cycle(2분) 동안 시행한 후 호흡과 맥박을 확인한다.				
14	호흡과 맥박을 확인한 후 제세동기를 사용하여 환자상태를 진단한다.				
15	심전도 분석 결과에 따라 119가 도착할 때까지 12~13과정을 반복한다.				
16	119가 도착하면 정확한 상황을 인계한다.				
지식	① 성인일 경우 인공호흡 대 흉부압박의 비율은? ② 흉부압박점과 흉부압박의 깊이는?				
태도	복장 : □P □F 실습자세 : □P □F 정보제공 : □P □F				

0 : 전혀 모름 1 : 공부가 더 필요함 2 : 완전히 알고 수행할 수 있음

실습후기

기본간호술 체크리스트 값 20,000원

2013년 3월 7일 1판1쇄 인쇄
2013년 3월 12일 1판1쇄 발행

저 자 : 강 지 숙
발 행 인 : 주 영 일
발 행 처 : **계 축 문 화 사**

서울특별시 종로구 행촌동 209-41
우편번호 110-091
TEL : 735-2257 · 738-9746
FAX : 723-9025
E-mail : gyechuk@hanmail.net
1973. 10. 31 등록번호 제300-1973-8호
ISBN 978-89-5629-295-3 93510